医务社会工作视角下的主题项目经典案例

张一奇／主编

文匯出版社

主编

张一奇

编委

（按姓氏笔画为序）

朱福　许飘　张一奇　张雪梅　陈朵多　陈苏秋　徐文瀚

特别感谢

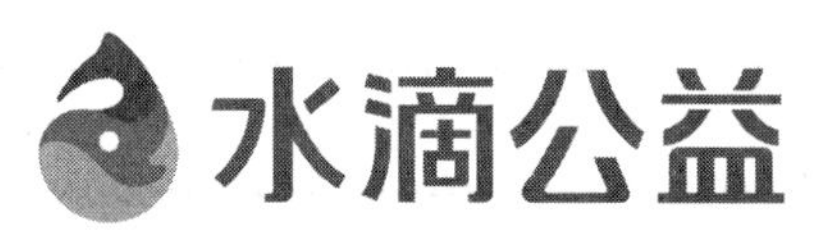

水滴公益（北京水滴互保科技有限公司）对本书的公益支持！

目 录

序　一

在人类健康事业的发展历史上，追求身心和谐健康一直是永恒主题。从古至今，人们向往一种由内而外、由表及里的全面健康。当历史潮流进入21世纪后，医务社会工作的出现，因其对于个体身、心、社、灵的全方位关注，从而使得人们对于全面健康的实现成为一种可能。

我院开展医务社会工作在上海市属较早者，在全国也属首批，至今已有十余年的历史。一路走来，我院的医务社会工作坚持以专业服务为引领、以公益服务为基础的实务模式，同时聚焦于实务、科研与教育三条主线。在此过程中，诞生了国内首个医务社会工作实务研究中心、国内首个自主研发实务干预方法、国内首部医务社会工作临床案例集、全国最美志愿者、国内首个助盲门诊、国内首个项目化志愿文化类服务系列、上海市首个“志愿服务文化示范点”和上海市首批“上海公益基地”等，形成了自己的特色。与此同时，我院社工部已成为两所大学社会工作专业硕士点和七家院校社工系本科和硕士实习基地。

医务社会工作的实务工作一定要贴近医院的医疗工作，服务于医院的中心工作。近年来，我院社工部的工作更加主动融入到医院的大发展格局中，深入参与医院的精神文明建设和医院文化建设各项活动中，成为医院软实力建设不可或缺的重要抓手。“主题项目”这一形式，已成为医务社会工作实现民众化、普遍化、项目化服务提供和低成本、广覆盖、多层次服务实施的最有效途径，在我国医务社会工作的日常服务体系中扮演着重要的角色，也是最富有我国特点的一种医务社会工作事务领域的创新服务手段。

本书的出版，是基于我们十几年来所积累的浅薄经验的总结和反思。也希望我院社工部能立足当前，放眼未来，继续在实现“全人关怀”的道路上不断奋进，为医院的服务创新和文化建设添砖加瓦，并和广大同道携手，为促进我国医务社会工作的转型发展群策群力、凝心聚力，作出医务社会工作实务界应有的历史贡献。

复旦大学附属中山医院副院长
上海市徐汇区中心医院/复旦大学附属中山医院徐汇医院院长
2020年10月

序　二

党的十九大报告站高望远，提出了“实施健康中国战略”，《健康中国 2030 规划纲要》提出，要坚持以人民为中心的发展思想，牢固树立和贯彻落实创新、协调、绿色、开放、共享的发展理念，坚持正确的卫生与健康工作方针，坚持健康优先、改革创新、科学发展、公平公正的原则，以提高人民健康水平为核心，以体制机制改革创新为动力，从广泛的健康影响因素入手，以普及健康生活、优化健康服务、完善健康保障、建设健康环境、发展健康产业为重点，把健康融入所有政策，全方位、全周期保障人民健康，大幅提高健康水平，显著改善健康水平。健康社会工作/医务社会工作在增强民众自我健康管理状况、促进民众身心健康、提升民众健康生活质量等方面大有可为。

上海作为我国医务社会工作的引领者，在过去较长一段时间内，在医务社会工作实务模式、实践途径、服务方法上进行了深入而有效的探索，形成了被业内广泛认同的实务模式。上海市徐汇区中心医院/复旦大学附属中山医院徐汇医院在坚持夯实实务基础的同时，不断推出具有创新意义的项目和举措，在创新医务社会工作的服务形式上进行了有益的尝试和创新，探索建立了诸多医务社会工作领域的全国和上海“首个”：全国首个医务社会工作实务研究中心、全国首个助盲门诊、全国首个自主研发的社会工作慢性病介入实务方法、全国首个医务领域志愿服务文明实践文化系列项目、全国首部医务社会工作临床案例集、上海市首个“医院志愿服务文化示范点”以及上海市首批“上海公益基地”。上述探索和实践是上海市徐汇区中心医院社会工作部发展历程中一颗颗璀璨的明珠，它们串联起上海市徐汇区中心医院和上海医务社会工作发展的明亮傲人轨迹。

《医务社会工作视角下的主题项目经典案例》的出版对总结和促进上海市徐汇区中心医院、上海和我国医务社会工作的发展经验、对新时期贯彻健康中国战略、发展健康社会工作满足人民健康需要具有重要意义。以个案、小组、社区等专业服务手法为主的传统医务社会工作的实务方法和模式在新的历史发展阶段需要有新的突破,以实现民众对于健康需求的全覆盖。拓展既有服务形式、丰富服务内容、提升服务品质是新时期实施健康中国战略背景下医务社会工作的使命,是医务社会工作者的责任。上海市徐汇区中心医院医务社会工作部在实践中探索和总结出的"主题项目"这一服务方法,是一种有效回应人民多元健康需求的途径,融合了多专业合作的理念,实现了与医疗机构、医疗团队的跨专业合作,对实施健康中国战略、为人民提供全方位全生命周期的健康维护、实现健康服务体系现代化,提升医疗机构健康服务能力和水平具有重要意义。

衷心祝贺本书出版!祝上海市徐汇区中心医院/复旦大学附属中山医院徐汇医院不断探索实践,在健康和医务社会工作领域落实健康中国战略,为实现健康治理体系现代化和提升医疗服务能力及水平,服务人民健康贡献医务社会工作的专业力量。

北京大学社会工作系教授、中国社会工作教育协会副会长兼秘书长、
中国社会工作教育协会医务社会工作专委会主任
2020年10月

序　三

改革开放后的本土医务社会工作自2000年在上海起步以来，已经历整整20年。在这20年里，上海的广大医务社会工作同道通达协作、齐心协力，为推进上海医务社会实务的发展做出了有目共睹的卓越贡献。

回顾这20年的发展，我们不难看出，上海医务社会工作实务发展始终坚持专业发展之路，以传统社会工作专业方法为主体的实务模式引领了整体医务社会工作在实务领域的探索，而这其中，一些结合本土特点的创新实务方法应运而生，丰富了本土医务社会工作的服务形式，也极大地促进了医务社会工作的实践效果。

我们欣喜地看到，上海市徐汇区中心医院/复旦大学附属中山医院徐汇医院社工部在这方面进行了有益的尝试，在实务方法上不断创新和进行经验总结。"主题项目"是在本土医务社会工作领域被广为应用的一种群体性服务形式，能在较大群体范围中开展相关基础服务，从而改善医院服务环境，提升医院服务品质。长期以来，虽然"主题项目"这一形式在我国医务社会工作领域广泛存在，但还未见到相关的总结性、提炼性描述。鉴于此，此书是一项很好的创举，尤其是用专业理论为其积极赋义，注入专业元素，把"主题项目"这一新生服务形式纳入到医务社会工作本土实践框架内，为广大医务社会工作者提供了一种新的实践方法选择，堪称意义重大。

其实，上海市徐汇区中心医院/复旦大学附属中山医院徐汇医院社工部近年来始终秉持实务与科研并重的发展之路，在实务品牌打造、科研成果研发和职业教育深化等方面颇有建树，成为国内医务社会工作实务发展的引领者之一。我们也相信，以《医务社会工作视角下的主题项目经典案例》的出版为新起点，医院社工部一定会继往开来、再接再厉，和上海乃至全国的医务社会工作同道一起，继续为开创本土医务社会工作的新局面而不懈奋斗。

华东理工大学社会工作系教授、中国社会工作学会副会长、
中国社会工作教育协会医务社会工作专委会副主任、
上海市社会工作者协会会长、上海市红十字会副会长

2020 年 10 月

“健康社区/健康学校”共建项目

一、活动背景

“健康中国”的国家战略把人民健康放在优先发展的战略地位，为人民群众提供全方位、全周期的健康服务，强调的是大健康的概念，是对生命实施全程、全面、全要素的呵护，身心平衡和谐的健康才是真正意义上的健康。树立大健康的观念，意味着社会的健康管理需要关口前移，重心从“治已病”向“治未病”转变。

按照世界卫生组织提出的关于健康的定义：“健康不仅是不生病或不衰弱，而且还是身体的、精神的和社会适应的完好状态。”生理健康在很大程度上受到心理、社会和环境因素的直接影响，比如不良的个体行为、经济因素、物理环境以及社区和家庭等传统社会组织的失效等都可以导致疾病，健康的生活方式在改善人们的身体健康方面变得越来越重要。这启示人们健康是“管”出来的，健康社会学家将世界卫生组织的健康定义具化为健康的七个维度，即身体、情绪、社交、智力、精神、职业和环境。所谓健康管理，就是同时对这七个方面进行管理。

在“健康中国”国家战略大背景下，儿童和青少年健康已成为其中的重要组成部分。习近平总书记指出：“当代中国青少年儿童既是实现第一个百年奋斗目标的经历者、见证者，更是实现第二个百年奋斗目标、建设社会主义现代化强国的生力军。全社会都要关心关爱儿童和青少年，为儿童和青少年茁壮成长创造有利的条件。”儿童和青少年是国家和民族的未来，其身心健康水平不仅关系到个人成长、家庭幸福和社会和谐，而且关系到整个国民健康素质，关系到中华民族未来的竞争力，更关系到整个“健康中国”国家战略能否得以实现的重要环节。因此，推动儿童和青少年及其家庭的身心健康，提升儿童及其家庭的健康自主管理能力，营造一种儿童友好型的儿童照护的社会体系尤为重要。

而在医院，往往能看到一些儿童和青少年由于错误的养育和教育方式导致疾病，来医院寻求医生的帮助，很多家长苦恼于常常被网上一些错误的科普概念所误导，又不知如何能获得权威、正确的健康知识。而传播正确的理念、知识以及生活方式是医院专业服务非常重要的领域，通过传播健康知识能有效塑造医院形象，提升品牌价值，使医院文化建设更有品位、更上档次，与医院的发展也息息相关。在儿童健康方面，医院可以在环境和服务上不断创新，提升儿童就医亲和力，探索作为专业的知识传播者，将科学的健康理念、知识及生活方式传播给每一个家庭，把以治病为中心转变为以健康为中心，重塑家庭成员的健康生活方式，通过儿童和青少年为纽带将健康管理的能力赋予每个家庭，使每个人都成为自己的健康管理者。

健康社区/健康学校共建项目在这样的背景下应运而生。医院和社区、学校等平台一起，通过多个专业联合、多方资源整合，以跨专业合作的方式，立足关心儿童和青少年、关爱儿童和青少年的出发点，以首创的关注儿童及其家庭“身、心、社、灵”线上线下多维度互动模式的形式，为健全儿童和青少年的身心照护、为增强儿童和青少年家庭的社会支持、为构建儿童友好社区的社会体系作出应有的贡献。

二、理论基础

（一）优势视角理论(Strengths perspective theory)

1. 优势视角理论的理念提出

优势视角理论最早是由美国塞勒伯教授在其著作《优势视角：社会工作实践的新模式》中提出，获得很大的反响，并逐渐成为社会工作理论流派之一。优势视角理论作为一种理念和思维模式，源自对于社会工作实践领域的探索，是对病态模式及问题视角的反思和批评。在优势视角提出之前，传统的社会工作的研究和干预重点一直是问题视角，把焦点集中在个体所存在的缺陷与不足。这样往往会让服务对象陷于确信自身的不足，影响个人的自我认同以及周围人的认知和看法，被问题主导和困扰从而产生一系列的问题，却忽视去深入探寻个人潜在的能力和发展空间，不利于正向力量的激发。而优势视角认为，所存在的“问题”只是小部分，而非整体，需要关注并相信个体身上所具备的力量，用有效的方法启发他们相信自己拥有改变的力量，进而发现、培养正向的改变动力，挖掘可能被忽视的自身潜能和优势。优势视角让“问题”不再是问题，通过找到有效的方法去应对，强调本身和环境所具备的资源，运用正面积极的力量改善服务对象的生活。

优势视角将考虑如何补偿缺陷的理念转变为如何发现和善用优势，这和优势视角出现前的问题聚焦模式大有不同，给干预带来了新的方向和启发。优势视角的形成，提出需要关注的重点不是在于问题的消极面，而是要关注所期待的目标和愿景以及事物积极的一面。这样的转变将发现缺陷和问题转变为充满力量去迎接困境，并保持继续前行的能力。这个意义上的优势来源于积极进取、应对挑战和改变的态度，而非安于现状。

优势视角理论意识到了每一个个体的独特性和复杂性，相信和肯定服务对象的优势、潜能及积极愿望是优势视角下社会工作开展服务的基本信念和前提条件。每一个个体都具有自己的潜能和优势，这些潜能和优势也许是正在发挥作用的，或是通过尝试已经获得的，也有的是被忽视的、需要去挖掘和激发的潜能、优势及积极愿望。优势视角强调个人所具备的三大基本优势——能力、自信及热望。如知识、技术、天赋、才艺等能力是个体与生俱来的或是后天可以通过学习去获得的；自信则是个体对自我能力、自我信念、自我效能和影响力的知觉；热望则是让人产生行动的动力，个体的发展来自对美好事物的追求和向往，这样就容易形成一种积极向上的原始动力，激发个体的行动力量。优势视角的理念能使社会工作者打破对服务对象从问题出发，关注服务对象缺陷的传统思维模式，转而相信他们所具有的潜能及内在优势。在这样的基础上，优势视角理论致力于通过更加人性化的专业技术去发现并激发服务对象的自信力和能力，让服务对象远离负面标签的不利影响，获得更好的个人发展。

在注重服务对象内在潜能和优势发挥的基础上，优势视角进一步将个人置于所在的社会环境中去分析服务对象的外在环境因素，发觉可以发展和利用的优势资源。优势视角认为个人与其所处的环境是相互依赖、互相影响、共生共存的系统，因此个人所表现出的行为和其所置身的处境受到所在生态资源和个体与资源之间的交互状况的影响，个人与环境需要维持正向交流的关系以有利于生存发展。注重服务对象所在的外在环境优势，比如社会关系、资源和机会等，是将社会工作的助人活动置于系统的生态链中，突破以往的片面、单线干预的思维方式，从而更加全面、整体地了解服务对象所在的境遇，善用一切可以挖掘的优势资源为实现服务对象的最终发展服务。

2. 优势视角理论的基本内涵

优势视角已成为社会工作中一种重要的理论，是针对以问题视角为中心产生的问题和不足应运而生的，对传统社会工作理论与实践而言是一次飞跃。以优势视角取向的社会工作启发社会工作者以平等、合作的专业关系，从一个全新的、优势的视角来看待服务对象和他们的现状及所处环境，不仅是发现问题，不再孤立地或专注地把焦点集中于问题，更需探索和利用其中所蕴藏的优势和资源，发现更多的可能性。社会工作者在干预过程中应该从服务对象的优势和资源出发，通过培育、鼓励、激发出他们的内在潜能，协助服务对象通过动员自身的兴趣、动机、能力、资源、情感等多种力量，不断挖掘自身优势来达成目标、实现梦想，并且让服务对象在此过程中深刻意识到自己的潜能和能力，达到“助人自助”的终极服务目标。

进一步而言，优势视角强调社会工作者在肯定服务对象具有自主学习和改善的能力和愿望下，注重挖掘受助者的优势和潜能，淡化问题，但不忽略问题，运用有效的方法帮助服务对象重新获得或加深对自己以及与周遭环境之间关系的认知和自信力，从而得以提升自我效能感和自尊，以此实现服务对象自我转化，持续自我成长。另外，对优势视角的基本内涵的理解还应体现在以下方面。

首先，优势视角的服务目标并不是聚焦在消除问题，而是致力于服务对象在现实处境中能展现出自尊和能力，甚至是超越障碍和问题后的积极转变和成长。优势视角下助人的终极目标是让个人的主体性得到确认与发挥、自觉有权能并且能主动追求与达成目标、具备达成目标的方法和技巧、在社会参与中获得角色以展现自己、与自己和他人维持和谐的关系，即喜欢和接纳自己与他人，进而创造有意义的品质生活。当消极的情绪状态难以消退时，个人可以尝试学习有效的应对方式，与障碍、困境共存，并能转化和超越所面临的苦难，进而更好地融入社会，实现自我价值。

其次，优势视角并非忽略问题所在，由缺陷补偿到善用优势的转变，并不是否认或者无视服务对象所面临的困难和挑战，而是希望通过主观积极的自然改变动力，激发服务对象重新审视、挖掘自身理性积极的情绪认知和正面有益的生活经验，提升对自我的期待以及实现目标的主观能动性，从而改善困境，达成转变和自我实现。优势视角提示社会工作者不把服务对象看成是有病理或是病态的人，这样容易让服务对象处在一种无能甚至是病态的角色，这样问题不但得不到解决，还会产生更多新的问题，而是要相信服务对象的自我潜能和积极愿望，将服务对象所面临的负面情绪和困境遭遇看成是暂时性的问题障碍，通过激发服务对象个人的自我价值、自我效能感以及对向往生活的积极愿望，提高服务对象正向改变的可能性。

3. 优势视角理论的核心概念

优势视角作为一种指导社会工作实践的理论，将关注的重点聚焦于服务对象的能力和资源上。在此选取几个优势视角的核心概念加以论述和介绍，主要包括赋权、优势、抗逆力和成员资格等核心概念。

赋权，是指发现和挖掘服务对象的内在能力和知识，并利用其所拥有的各种资源来增强和肯定所具有的优势，从而得到为自己生活中的重要事件做决定的权利，这种权利来自于自身的赋予。通过社会工作者及服务对象的共同努力改变服务对象内部和周围环境现状，激发、利用个人或群体的内在能量和独特优势，使之拥有更多资源，社会工作者应该意识并尽力做到颠覆和放弃贬义标签，整合各种资源，关注服务对象的情绪心理状态，相信人的直觉、解释、观点力量和梦想。

优势，认为几乎所有的事情在某种特定的条件下都可以被看作是一种优势。医务社会工作者需要探索服务对象自身具有的或环境中存在的优势，比如他们在不同情境下的体验、成功或失败的经历，或者是在逆境中成长所形成的品质、品德、感悟和能力，还可以是从环境中获取的各种资源等。相信服务对象能够从自己、他人和周围环境获得应对困难和挑战的经验并得到不断成长，从而更加充满信心地面对逆境，提升解决问题的能力。需要关注人的特殊优势，即能力、自信和热望，进而激发个人的行动力量。此外，还有包括资源、社会关系和机会在内的环境优势。

抗逆力作为优势视角中的核心概念，有着非常重要的作用，它被视为一种潜能，是在面对困境时采取的抗争性、建设性方法的能力，这是本能地进行反弹的一种表现。抗逆力不仅仅体现在个人身上，也展现在家庭和社区之间，可以使他们在困难挫折中，甚至是危机状态中获得能量，帮助他们更好地应对逆境。

成员资格是一种权利、一种身份，也是一种参与。优势视角认为每个参与者是平等的，都应充分信任并得到尊重。成员资格的缺乏意味着有被边缘化、被异化和被压迫的危险。优势视角理论坚持认为服务对象如同自己一样，是一个种类的成员，并享有伴随成员身份而来的自尊、尊重和责任。服务过程中应注重在尊重服务对象的基础上提供参与式的服务，提升服务对象的归属感，因为如果服务对象感觉没有归属感、没有容身之处便难以改变。因此成员资格以成员的参与权、安全、保障等为基础，让不公平现象受到重视，强调群体的呼声需要被听到和满足，这样才能实现目标。

4. 优势视角理论的基本原则

优势视角作为一种价值取向不仅为社会工作的思维模式开辟了新路径，它还是社会工作者认识、分析问题以及处理境遇的思维理念和实现手段，更为有效地促进人与环境的改变提出了新的方法。塞勒伯教授提出六条原则，是优势视角的指导性假设和根本性理解，对本案例有一定的启发作用。

每个个人、团体、家庭和社区都具有优势。这为医务社会工作者提供了新的思路，可以有意识地引导发挥儿童和青少年及其家庭的优势和潜能，并注重发掘、链接其所在环境的优质资源。

创伤和虐待、疾病和抗争可能具有伤害性，但也可能成为挑战和机遇。医务社会工作者需要去思考如何能有意识地引导服务对象以积极的思维去分析和讨论在疾病和逆境中带来的成长和收获，达成身心健康。

激发抗逆力和优势的话语与叙事。医务社会工作者尝试创造条件去培养服务对象积极的心态，让服务对象在参与中学会更加积极地看待、分析问题，发现事物好的一面，激发儿童和青少年及其家庭的抗逆力。

与服务对象合作，才可以更好地服务于服务对象。在这一原则之下，医务社会工作者与服务对象形成平等合作的关系，项目在策划和实施过程中要从服务对象的需求出发，倾听他们的想法和建议，不断完善项目。

所有的环境都充满着资源。这一原则把以治病为中心转变为以健康为中心，医务社会工作者探索如何能挖掘服务对象的优势潜能，激发服务对象主动学习，并链接更多的优质资源，积极地传播科学的健康理念、知识及生活方式。

5. 理论运用

优势视角理论强调个体本身和环境所具备的资源，运用正面积极的力量改善服务对象的生活。正如该理论所言，儿童和青少年及其家庭本身和他们所处的环境中存在着许多的资源，其中有一些优质资源可能是服务对象暂时没有发现的，这也导致服务对象反映，希望能了解更多的健康知识，却苦恼于常常被网上一些错误的科普概念所误导，又不知如何能获得权威正确的健康知识。

基于优势视角的理论，医务社会工作者需要探索如何去协助儿童和青少年及其家庭链接优质的资源，发现他们所在的环境中可以使用的有助于健康的各种资源。同时积极发现儿童和青少年及其家庭在健康方面的需求，不以问题的视角看待，而是不断挖掘并整合他们本身及所处环境的资源，以积极的姿态引导其实现全人健康。医务社会工作者相信服务对象的优势潜能，并尝试用新的方法不断肯定、鼓励他们发挥优势和潜能，共同探索去搭建一个促进身心社灵全面健康发展的平台。

（二）社会策划理论（Social planning theory）

1. 社会策划理论的理念

1979年起，社会策划理论模式被称为社区工作三大模式之一。社会策划理论提出，能有效解决社区中实质性问题的技术手段的核心是依靠理性、策划和有控制的变化，为有需要的对象服务是在这个过程中的工作重点。

社会策划涉及的领域非常广泛，因此社会策划理论的应用很普遍，相关的可以策划的活动非常多，大部分的工作者都在参与社会策划。社会策划理论是工作者以服务理念为基础，结合其所在社区人群的实际情况、可使用的资源以及各种形势和信息，判断事物的变化趋势，明确相对应的工作目标及预期效果，策划多个社区工作方案，并选择一个最为合适的工作计划。根据服务对象需求动员及分配资源，并在社区工作的过程中根据实际情况随时修改、完善计划，使计划按预定目标发展，工作结束时对策划执行情况进行评估及反思。

社会策划理论认为，人普遍都是理性的，如何使得利益最大化是他们追求的目标,并且人际关系同样也是基于理性选择的,这是带有工具性交换的交换关系。社会策划理论认为这种关系非但不会让人际关系变得疏离,反而可以在理性原则的指导下通过人际之间的互动,不断提高和增加社会活动效率和满足需要,从而达到个人需求的满足。社会策划理论还认为,人是有认识能力和能动的实践能力,会在社会活动中基于自身利益和价值理性地追求个人利益的最大化增长。个人追求利益最大化的动机可能会带来社会的混乱和人际的冲突,甚至产生斗争,因此需要被一定的约束,这样才能形成社会的秩序和合力。该理论认为社会作为一个系统,是建立在个人之上,并且是相对客观和独立的,具有边界及达成平衡的机制,其中的各个子系统通过互相交换实现自己的功能。当遇到外部冲击的时候,社会系统会失去平衡,但是系统可以通过调整渐渐修复失衡,并提升原来的系统平衡的水平。社会策划理论还指出,社会发展、变迁的观点是一种理性和进步的观点,这种观点主张通过对社会发展规律的系统认识,掌握社会发展的内在规律,有计划、有组织地控制、引导,进而促进社会发展和变迁。

2. 社会策划理论的目标

社会策划理论中的工作目标主要是完成各个具体的任务。在西方的社区中,社区策划主要针对社区中存在的社会问题,根据评估需求和目标,设计提供具体的社区服务项目,以满足服务对象的需求。主要用于解决社区中存在的主要问题,如城市规划、照顾问题、居民住房、疾病康复和酒精依赖者康复等。在我国的社区策划中,涉及社会服务项目的规划、解决社区问题,还包括一些规划目标,比如社区建设范围的规划目标、社区建设人员队伍的规划目标、社区组织建设的目标社区服务项目的规划目标等。

3. 社会策划理论的特点

社会策划理论的工作理念在不同的传统下各有侧重点,共同点是强调理性与自上而下的改变、控制及指导未来。社会策划理论首先注重理性的力量,一方面强调过程的理性化,包括在工作中设定清晰的目标和价值取向,强调预估方案的可行性,预估方案的收益与代价,从中比较和选择最优方案;另一方面该理论强调运用科学的技巧,探索运用定量和定性研究等科学方法,运用收集、处理和分析资料来协助作出决定,社会策划理论还强调自上而下的改变。在社会策划理论中,社会工作者扮演着专家的角色,发挥着权威的作用。社会策划的过程主要是收集与问题有关的各种资料，了解问题的本质和发生原因，并以理性的态度决定、制订行动方案，从而更好地解决问题，社会工作者在整个过程中居于主要位置。最后，社会策划理论控制并指向社区的未来变化。社会策划是通过分析当前和过去的资料，预测将会发生的事情，并设计应对对策，其目的是尽量降低未来变化的不稳定性。

4. 社会策划理论的实施策略

（1）分析形势

社会工作者要收集环境发展趋势资料，在此基础上，发现和了解对计划有影响力的相关群体，分析他们的利益和需要、他们与计划的关系及对计划的期望和要求。

（2）确定需求

发现和确定需求，以此作为后续方案制定的依据，只有通过对需求的界定和评估，才能够有针对性地解决问题和开展服务。需求评估的主要方法有：① 参与性方法，由服务对象参与确定需要；② 社会指标方法，用社会或专业所认可的指标数字来推断出需要；③ 服务使用情况方法，即通过目前服务对象的资料也可以反映出需要的情况，如使用率、参与人次等；④ 调查方法，即通过问卷调查科学化地了解服务对象的需要。

（3）认清能力

社会工作者要客观评估自身能力，评估所在机构的特点，相对于将要开展计划的优势和劣势，认清自身的优点和不足，从而清楚确定目标、界限和范围。

（4）明确目标

明确的服务使命和目标可以鼓励工作人员认同，并指引他们认清工作的方向、范围、重要性及意义，指导其建立工作目标。目标指出了所要解决的社会问题和所要满足的社会需要。

（5）厘清问题

社会工作者需要分析问题存在的现状、特点及成因，认清目前解决这些问题方法的不足之处，通过数据了解问题的严重性。比如包括需求人群数量、人群特征等，掌握不同类型人口之间的比例。

(6) 建立目标

在建立目标时可遵循的原则有：① 在执行之前通过共同讨论确立目标；② 确定明确的服务对象，并被同事、社会人士和服务对象理解、认同及支持；③ 目标以文字表达，且具有具体化和可量化的特点；④ 在服务的开展过程中，发现并关注服务对象的改变，在此项目中，医务社会工作者也及时发掘并肯定服务对象产生的积极变化；⑤ 有完成目标的时间限制，有清楚的先后次序和重点效果目标；⑥ 建立与工作者能力、权力、社会资源相适应的目标。

(7) 比较方案

目标建立后，就需要逐一列出所有能达到目标的可行性策略和方案，并确定各个方案的理论依据，把问题的成因、解决方法和效果联结起来，了解方案的效果和效率。在选择方案时，应充分考虑和比较方案的可行性，如经费来源、社会工作者的能力等，还需考虑限制方案执行的因素，如效果及被服务对象接受的程度。

(8) 测试方案

选定方案后，可以先选择推进一些实验性的工作，测试方案的效果，并做及时的调整和改善，增强对服务的信心。

(9) 执行方案

在执行方案期间，策划者需要掌握整个运作程序，避免工作偏离目标，同时需要从实际出发了解和学习应对执行中出现的问题。

(10) 评估结果

在执行方案后，需要进行评估和总结，具体包括：确定评估的目标、指标、需要收集的资料、量度表现的方法等。

5. 社会策划理论的工作角色

社会策划理论认为社会工作者主要扮演方案实施者和技术专家的角色。社会工作者作为方案实施者，执行相关方案，与有关机构、团体保持良好互动以帮助方案的推动。其中，社会工作者作为项目的总策划者，全程参与，负责项目的实施、总结、评估。有时，社会工作者还需要负责志愿者的招募，优化组织管理工作，并利用专业所长，链接更多资源，以便更好地开展服务。

另外，社会工作者还需扮演专家的角色，进行资料分析、社会调查、信息提供、组织运作及评估等。在实际的社区工作项目中，要承担前期考察的工作、分析服务对象的需求，为制订和开展服务方案做好充足准备。在服务过程中，社会工作者不仅需要实行每个计划，还需负责总体协调和资源运作。

6. 理论运用

社会策划理论强调服务理念，结合人群的实际情况，判断事物的变化趋势，利用潜在的资源，明确相对应的工作目标及预期效果，策划多个社区工作方案，并选择一个最为合适的工作计划。医务社会工作者以社会策划理论为基础，判断健康概念的变化趋势，基于对健康的进一步、更全面的认识，树立大健康的观念。大健康的观念是一种全局的理念，将以治病为中心转变为以健康为中心。这一观念提倡自我健康管理，是对生命全过程的全面呵护，其追求的不仅是个体的身体健康，还包含精神、心理、生理、社会、环境、道德等方面的完全健康。而后进一步发现和动员社会资源，通过尝试多个专业联合、多资源的整合，健全儿童和青少年的身心健康照护体系。在社会策划理论的指导下策划并选择最优方案，并在服务开展的过程中根据实际情况随时修改、完善计划，以更好地满足儿童和青少年及其家庭对健康知识的渴求，提升健康自主管理能力。

根据社会策划理论的论述，医务社会工作者作为项目的实施者和技术专家，需要发挥权威的作用，去探索怎样充分地链接资源，让跨界健康共建合作不断完善，创造机会让更多的参与共建方互动联合，贡献更多专业力量，共享丰富的知识科普性学习资源，进一步推动家庭教育与儿童全人健康关怀模式，探索新形势下本土跨界健康共建新模式，为惠及更多的家庭而行动。

三、项目简介

健康社区/健康学校共建项目，致力于进一步加强医疗与各行业跨界合作，密切医院、学校、社区、企业、家庭的健康共建，把健康理念、常识与课内外教学活动和相关特色活动结合起来，丰富健康科普的方式手段，创新健康社区与学校创建方式。

（一）目标

1. 短期目标

- 加强医院、学校、社区的健康共建工作。
- 促进健康管理理念、知识在社区、学校、家庭的传播。

2. 中期目标

● 丰富健康科普的方式手段和教育资源。

● 创新健康社区与学校创建方式，提高教育品质。

3. 长期目标

● 在项目运行的全过程中，推动区域家庭教育与儿童和青少年全人关怀模式，探索新形势下本土跨界健康共建新模式。

● 提升儿童和青少年及其家庭的健康自主管理能力，打造健康社区、健康学校、健康家庭，营造一种友好型的儿童照护的社会体系。

（二）时间

项目运行时间：2020 年 5 月起

（三）地点

医院、社区学院、航空公司、小学

（四）人员

1. 参与对象

儿童和青少年及其家庭

2. 工作人员

医院儿科医护人员、社工部医务社会工作者、社区学院教师、航空公司志愿者、小学教师。

（五）项目策划

1. 准备阶段

(1) 共建合作商议

医院儿科、社工部运用社区观察、访问、联系政府相关部门和社会团体共同商议等专业方法，充分挖掘包括资源、社会关系和机会在内的环境优势，积极寻求多方资源整合，与社区学院、航空公司志愿者团队、几所小学共同商议健康社区/健康学校共建项目，共建平台、群策群力、完善细节，为项目的启动做好充足的准备。

(2) 活动宣传制作

通过线上线下相结合的方式，做好对项目的宣传介绍。线上通过制作项目推文和项目简介视频并广泛分享，线下主要制作宣传展板，医务社会工作者走进社区、学校充分宣传，主流媒体在了解到项目后也前来报道，加大了项目的宣传力度。

(3) 服务对象招募

社会工作者制作并在多个线上平台分享招募参与者的海报和推文,并去社区、学校向儿童和青少年及家庭发出活动邀请。

(4) 相关资源整合

活动所需资源由医院、社区学院、航空公司及小学共同筹集。

2. 实施阶段

(1) 共建签约

医务社会工作者运用链接资源的专业方法,在妇女联合会的指导下,医院联合社区学院、航空公司、小学,举行"健康社区/健康学校共建签约仪式暨'慧育患家'家庭健康教育服务联盟启动仪式"。

健康社区/健康学校共建项目,以"健康中国"国家战略和打造"健康生活"的理念为指引,致力于进一步加强医疗与教育行业、航空行业跨界合作,密切医院、学校、社区、企业、家庭的健康共建,把健康理念、常识与课内外教学活动和相关特色活动结合起来,丰富健康科普的方式手段,健康社区和健康学校作为两个并列的项目,不断创新健康社区与学校创建方式。

作为沪上首个跨专业合作、聚焦于家庭教育的平台,"慧育惠家"家庭教育服务联盟是在妇女联合会的支持和指导下,由医院儿科、社工部与社区、学校共建的家庭健康教育平台。联盟致力于从"心身社灵"四个层面,解读孩子心理状态,解密孩子成长规律,培育孩子健康社交行为,引导孩子的品德养成。项目不同于一般的网课和微课,主要以线上互动为主要形式,助力孩子心理启蒙。通过政府主导、院校合作、政策支持,共同守护孩子的健康成长。

没有"有问题的孩子",只有"有问题的家庭"。此项目以儿童为核心,以家庭为主体,以儿童友好环境的照顾体系为终极目标,将进一步推动区域家庭教育与儿童全人关怀模式,探索新形势下本土跨界健康共建新模式。妇女联合会不断为项目呼吁,集合政府的、社会的、组织的各方力量,关爱关心儿童和青少年。针对儿童和青少年及家庭教育的突出共性问题(如在家庭教育过程中产生的隔代矛盾、夫妻关系矛盾、婆媳关系矛盾等),发挥职能,寻求专业力量,联合联动整合社会资源,不断推进项目发展。

活动名称	活动内容	所需道具
健康社区/健康学校项目背景介绍	医院儿科主任向与会者介绍健康社区/健康学校项目的启动背景	文件夹、麦克风
健康社区/健康学校签约仪式	医院代表与共建方代表签约	协议、文件夹、签字笔、桌椅
签约方代表发言	医院、学校、社区方分享共建感受及对项目的期待	文件夹、麦克风
“慧育惠家”家庭健康教育服务联盟背景介绍	医院社工部主任向与会者介绍“慧育惠家”家庭健康教育服务联盟背景并播放视频	投影仪、视频文件、麦克风
“慧育惠家”家庭健康教育服务联盟揭牌仪式	妇女联合会领导与社区学院院长共同为“慧育惠家”家庭健康教育服务联盟揭牌	铜牌

(2) 健康社区

健康社区作为健康社区/健康学校共建项目的重要组成部分，由医院儿科、社工部联合社区学院共同开发，设有“慧育惠家”家庭健康教育服务联盟和“家有童心”家庭健康管理训练营等品牌子项目。

根据共建协议，医院定期在社区学院指定的场所进行科普讲座；在共同商议下，开展健康主题日活动，普及推广符合以儿童和青少年为主要群体特质的健康行为与生活方式常识；医院组织开展的科普讲座与主题日活动所涉及的范围包括但不仅限于：疾病预防、生长发育与青春期保健、安全应急与避险、健康生活习惯养成、健全认知、人际互动与社会交往等；医院和社区学院共同建设终身教育类科普性学习资源，医院提供专业内容支持。社区学院积极协助医院商议每次科普讲座和主题日活动的主题，并组织相应的参与者；社区学院配合各项活动的顺利开展，无偿提供活动开展所需场地、影音设施和其他所需器材等；为确保活动质量的持续提高，社区学院在每次活动后将参与者对活动的评估及时反馈给医院，以便调整后续活动。

(3) “慧育惠家”家庭健康教育服务联盟

“慧育惠家”家庭健康教育服务联盟是健康社区/健康学校共建项目最早成型的一个子项目，源起于在新冠疫情期间医院尝试既发挥医院的优势，又能让儿童尽量避免来到医院，运用一种创新的理念和方法为儿童和青少年及其家庭提供一些力所能及的服务。社区学院有创新的理念,以儿童和青少年为主体,以家庭为主线,呼吁或者提倡营造一种儿童友好型的社会体系,在和医院共同设计的项目里面,涵盖到儿童以及儿童家庭的全人照护,致力于提高他们的健康体魄,提升和谐的心灵,健全的社会认知,以及增强他们的社会功能。通过线上和线下相结合、课堂内和课堂外相结合的一种互动的模式,带给儿童和青少年一种全新的感受。

汇课软件同步推出“慧育惠家”专栏,通过专栏慧心育人、惠及万家。以身、心、社、灵为主题,身:解密孩子成长规律;心:解读孩子心理状态;社:培育健康社交行为;灵:引导良好品格养成。“慧育惠家”联合各领域专家学者,推送精品微课、特色资讯等家庭教育领域内容。

(4)“家有童心”家庭健康管理训练营

“家有童心”家庭健康管理亲子训练营运用小组工作的专业方法,定期邀请社区内的若干组儿童及其家人参加。通过专家知识解答、亲子互动游戏、经验交流分享等环节,提升家庭健康管理意识,让儿童及家庭意识到健康是“管”出来的,需要从身体、情绪、社交、智力、精神等不同维度对健康进行管理,实现身、心、社、灵的全方位健康。在此列举一节以膳食营养为主题的活动。

活动名称	活动目的	内容	时间	道具
请你走进我的家	1. 以家庭为单位,让组员及医务社会工作者相互认识。 2. 让组员了解小组活动的目的。 3. 了解组员对小组的期待。	1. 给每组家庭发一张A4大小的白纸和一支笔。 2. 请每组家庭共同在纸上画出自己的家人,并给自己的家取一个好听的名字。依次做介绍,包括家里有谁以及我是谁,互相认识。	15分钟	A4纸,笔
说说我们的困惑	1. 熟悉组员,加强凝聚力。 2. 大家阐述自己日常生活中遇到的关于膳食营养的健康问题和困惑。	1. 让组员分享自己的饮食生活习惯。 2. 提出自己对日常健康、膳食营养的困惑和难题。	15分钟	

续表

活动名称	活动目的	内容	时间	道具
健康知识大剖析	1. 由专业医生讲解健康的生活常识。 2. 帮助家庭识别和纠正不良饮食生活习惯和行为。	1. 由专业医生解答健康困惑。 2. 讲解膳食金字塔和简单易行的良好生活习惯、膳食习惯，并帮助家庭辨别和纠正不良习惯。	30分钟	黑板、粉笔
健康蒙眼贴	1. 巩固学习到的膳食金字塔的知识。 2. 增进亲子默契。	1. 家庭中两人一组，一人用眼罩蒙住眼，带着写有膳食金字塔中各类食物的便利贴。 2. 蒙眼者在另一位家人的语言提醒和指挥下，向画有金字塔的空白海报走去，将手中的便利贴按照上一个环节医生的介绍正确地将各类食物贴在金字塔的各层中，用时最短的家庭获胜。	20分钟	画有金字塔的空白海报、便利贴、眼罩、小礼物
总结	总结本次活动内容，约定下次活动时间。	1. 总结本次活动主要内容和目的。 2. 感谢大家参与。	5分钟	小礼品

(5) 健康学校

健康学校是项目共建舞台的一个非常主要的联盟。医院儿科、社工部同航空公司共建健康空中学校，设有“空乘带你看世界”、“航空体验日”等品牌子项目。根据共建协议，开展健康主题日活动，普及推广符合儿童和青少年特质的健康行为与生活方式常识；医院组织开展的主题日活动所涉及的主题，应尽量凸显共建方的行业特点，以增强儿童和青少年兴趣；航空公司积极协助医院商议每次主题日活动的主题选定，组织相应专业人员积极参与活动，并配合各项活动的顺利开展，无偿提供活动所需场地、影音设施和其他所需器材等。

医院儿科、社工部与两所小学共建健康学校，打造“无线追追看”、“健康知识加油站”、“小医生体验营”等品牌子项目。根据共建协议，医院定期在两所小学进行科普讲座，每季度一次，开展健康主题日活动，普及推广符合小学生特质的健康行为与生活方式。医院组织开展的科普讲座与主题日活动所涉及的范围,包括但不限于:疾病预防、生长发育与青春期保健、安全应急与避险、健康生活习惯养成、健全认知、人际互动与社会交往等。校方积极协助院方商议每次科普讲座和主题日活动的主题选定,并组织参与者积极参与活动。校方配合各项活动的顺利开展,无偿提供活动开展所需场地、影音设施和其他所需器材等。

● 航空体验日。航空公司邀请对航空感兴趣的儿童和青少年实地到航空公司参观访问,全方位走进、了解航空公司,并邀请参与者用画笔描绘自己心中的航空梦、航天梦。

● 空乘带你看世界。航空公司用高品质的服务理念,搭建空中健康学校服务平台,传递来自航空人员的善意与温暖。通过线上直播课程及线下体验课程相结合的方式,带领儿童和青少年学礼仪、看飞机起飞等,待全球的疫情好转以后,航空公司的志愿者可以带大家一起看世界。大部分孩子都对航空比较感兴趣,航空公司通过他们的正能量来传递这样一种知识信息和温暖,在健康学校服务过程中坚定理想信念,站稳服务、关爱儿童和青少年的立场,努力提升服务品质,勇于担当社会责任,将精致、时尚、优雅、创新的航空人员内涵与健康学校的理念相结合,绘就一张属于健康学校的服务名片,成为帮助儿童青少年探索世界、走向世界的重要的空中窗口。

● 无线追追看

在新型冠状肺炎暴发期间,医院与两所小学探索以一些不同于以往的创新方式,协助儿童和青少年度过比较艰难的时刻。"无线追追看"心理小课堂应运而生,医院的儿科主任录制视频在线上和学生们玩一些心理游戏,帮助学生们释放压力,排遣负面情绪。让学生在家学习之余,可以做做轻松的心理小游戏,既能舒缓压力,又可以增进亲子关系。

● 健康知识加油站

医院专家来到小学,为学生科普健康知识,为健康加油。内容涉及安全防疫、手部卫生、用眼卫生、口腔卫生及健康饮食等方面的健康知识,通过问答的形式,调动学生们的积极性和参与度,让学生有效掌握健康知识。健康教育从娃娃抓起,将学校的教育队伍和医院的医学队伍相结合,校园创建工作中介入医疗专业力量,在专业人士的指导下,科学地开展儿童健康成长教育。可以使学校得到更专业的健康科普理念的指导和宣教，成为丰富学校健康教育内容、丰富学校教育形式的一种手段。

● 小医生体验营

为了让学生们增加对医院和诊疗过程的了解，近距离感受医生们的工作环境与工作方式，学习健康知识，获得在课堂得不到的一种真实体验，医院邀请学生来院参加小医生体验营活动。

步骤	活动名称	活动内容	所需道具
1.	宣誓仪式	站在台前庄严宣誓，将医生的精神和担当谨记心间。	麦克风、白大褂
2.	包扎急救小课堂	医生介绍急救包扎的理论知识，学生进行急救包扎的模拟演练，初次体验作为医生的职责。	急救假人、麦克风、绑带
3.	临床科室参观体验	多科室参观与体验环节，在医务社会工作者和志愿者的带领下，参观康复科、口腔科、五官科、眼科、放射科等科室。	麦克风
4.	我心目中的医院	让学生用画笔画出自己心目中理想的医院。	纸、笔、桌椅
5.	体验营证书颁发	为学生颁发体验证书，合影留念。	照相机、证书

（六）所需物资

序号	物资	数量	单价(元)	金额(元)	备注
1.	×××会议室	1	0.00	0.00	提前在医院或学校借用
2.	急救假人、绑带	1	0.00	0.00	已有
3.	文件夹	50	5.00	250.00	
4.	铜牌	5	500.00	2 500.00	
5.	投影仪	1	0.00	0.00	已有
6.	音箱和话筒	1	0.00	0.00	科室租借
7.	便利贴	5	8.00	40.00	
8.	海报	10	5.00	50.00	

续 表

序号	物 资	数 量	单价(元)	金额(元)	备 注
9.	黑板、粉笔	1	0.00	0.00	已有
10.	眼罩	5	10.00	50.00	
11.	小礼物	100	5.00	500.00	
12.	体验营证书	50	6.00	300.00	
合计	3 690.00				

(七) 风险对策

预 计 风 险	应 对 方 法
1. 户外活动时天气因素尤为重要,下雨天医院广场将无法开展活动。	若是下雨天,活动在室内举行。
2. 在活动过程中,服务对象太投入,会超出预计时间。	医务社会工作者在实际操作时灵活掌握时间。
3. 参与者外出安全问题。	做好安全须知告知,并安排志愿者全程看护提醒。

(八) 项目实施

1. 共建签约仪式

“健康社区/健康学校共建签约仪式暨‘慧育惠家’家庭健康教育服务联盟启动仪式”成功举行,形成了机构之间自发联动、强强联合的合作形式。

医院与社区学院、航空公司、小学逐一签订了健康社区/健康学校共建协议。医院和共建方将贡献专业力量,共享科普性学习资源,定期为社区和学校组织科普讲座,开展健康主题日活动,普及推广符合儿童和青少年为主要群体特质的健康行为与生活方式常识。妇女联合会、医院及社区学院领导共同为“慧育惠家”家庭教育服务联盟揭牌,标志着项目的正式启动。

2. “慧育惠家”家庭教育服务联盟

“慧育惠家”专栏在社区学院的平台线上,受到社区广大儿童和青少年及其家庭的欢迎,反响热烈,好评不断,还成为了健康学校的线上内容,与共建的两所小学的学生分享,大家可以便捷地在线上获取健康知识,主动、快乐、高效地学习。

“慧育惠家”家庭健康教育服务联盟将医教结合，为健全儿童的身心照护，增强团队合作精神，不断完善专业化的可持续服务。社区学院的课程孵化师专门制作微课、微视频，致力于把教育和生活结合起来。课程注重将社会资源变成教育资源，把教育资源变成学习资源。强调主动、愉悦、创新地学习，而非被动地接受教育。

3. “家有童心”家庭健康管理训练营

医院儿科、社工部联合社区学院顺利开展“家有童心”家庭健康管理训练营，并取得良好成效和一致好评。

“家有童心”家庭健康管理训练营旨在提升家庭健康管理意识和能力。为社区中的儿童及家庭讲解日常照顾知识和提高身体素质的生活方式，同时帮助大家辨别及改变不良的生活习惯。来自社区的家庭参加了活动，在医务社会工作者的引领下，组员们分享了自己的生活习惯，也对自我健康管理和如何健康生活提出疑问。小组气氛和谐有序，组员之间互动频繁。活动邀请到医院儿科专家，给大家讲解了如何做好健康管理及怎样养成健康的生活方式。对组员们的问题困惑，专家都耐心地给予了解答。

训练营还设置了轻松有趣的亲子游戏，让大家逐渐放下忧虑和烦恼，全身心地投入到小组氛围之中，并能有效地掌握健康知识，在游戏中也促进了亲子默契和亲子沟通。

训练营活动圆满完成，成效显著。带领小组的医务社会工作者表示，对未来开展针对儿童及家庭的健康管理服务更加充满了信心。在后续跟进和追踪调查中，本次活动取得了一致好评。大家通过活动，提升了身心健康自我管理的意识，学习到了促进自我身心健康的有效方法。

小组的内容/过程	内容分析/工作者技巧分析/工作者感受	组员表现/效果
1. 请你走进我的家，带领大家认识小组成员，彼此熟悉，建立信任关系。	内容：在这个环节中，小组成员都很热情地分享自己的家庭，积极地介绍自己。 技巧：营造轻松、安全的氛围；专注与倾听、积极回应、示范引导等。 感受：小组成员能够积极互动，为后续活动的开展奠定了良好的基础。	组员都很积极参与活动的每一个环节； 小组气氛比较活跃，小组凝聚力比较高。

续 表

小组的内容/过程	内容分析/工作者技巧分析/工作者感受	组员表现/效果
2. 说说我们的困惑，大家阐述自己在日常生活中遇到的关于膳食营养的健康问题和困惑。	内容：这个环节中，孩子们发言踊跃，问了很多有趣的问题，比如每天光吃菜不吃饭行不行？为什么每天要吃三顿饭？成人则更多地关注饮食对孩子生长发育的影响。 技巧：鼓励发言、摘要、自我表露、积极回应。 感受：小组成员对膳食营养的问题很关注，有些孩子会滔滔不绝地提问或说话，需要适时地打断，并在这一环节前说明规则。	组员参与热情高涨，现场效果良好。
3. 健康知识大剖析，由医院儿科主任为大家解答膳食营养问题，介绍膳食金字塔，并为小组成员解答疑惑。	内容：主要由医院儿科主任为大家答疑解惑，讲解健康知识。 技巧：适当自我表露、适当进行梳理、及时进行小结、鼓励组员相互表达。 感受：当工作者积极鼓励组员表达的时候，组员也能够很好地回应工作者。	组员认真听讲，小组凝聚力比较高。
4. 健康蒙眼贴，巩固学习到的膳食金字塔的知识；增进亲子默契。	内容：家庭中两人一组，一人用眼罩蒙住眼，带着写有膳食金字塔中各类食物的便利贴，蒙眼者在另一位家人的语言提醒和指挥下，向画有金字塔的空白海报走去，将手中的便利贴按照上一个环节医生的介绍，正确地将各类食物贴在金字塔的各层中，用时最短的家庭获胜。 技巧：归纳知识要点、鼓励参与、引导组员在游戏后分享感受。 感受：可以将健康知识融合在有趣的亲子游戏中，促进亲子沟通交流、加强亲子默契，同时能更有效地掌握健康知识。	组员积极参加游戏，遵守规则，气氛良好。

4. 空乘带你看世界

在“空乘带你看世界”的子项目中，空乘们通过直播和录播的方式，将自己的日常工作展现在孩子们面前，还在视频中分享日常礼仪知识，带领孩子们学习日常礼仪。孩子们只要感兴趣，都可以打开视频观看。参与者都非常喜欢“空乘带你看世界”项目，通过礼仪的学习让孩子们意识到一个好习惯的养成,必将受用终身。来自航空公司的空乘们树立榜样,用空中的优质服务和礼仪引导孩子养成良好的习惯。他们的一言一行、一举一动,对孩子有着潜移默化的影响。课程中,孩子已开始懂得一些礼仪,并在生活当中践行这些礼仪。另外,孩子们还通过直播视频了解到空乘们的工作日常,拉近了彼此的距离,感受到了来自社会的关爱。

5. 航空体验日

通过线下电话、海报招募、线上微信报名等多种方式,招募青少年儿童以及他们的家长参加活动,参观航空公司。孩子们和家长通过参观体验,近距离接触飞机,学习航空安全知识。

活动中孩子们需要通过仔细观察,结合拍摄照片的方式,再用画笔描绘出自己心中的飞机。光看和拍照完全不能满足一群孩子的好奇心。“飞机的翅膀能不能动啊?”“飞机为什么不能加汽油?”“飞机的轮子为什么那么大呀?”孩子们用一堆千奇百怪的问题包围着航空公司的机务人员。机务人员也用形象的语言和比喻耐心解答孩子们的问题,让孩子对飞机的构造和动力原理有了初步了解。

来到模拟舱,孩子们玩起角色扮演的游戏。航空公司的乘务员为孩子们讲解客舱内部设施和安全知识。模拟舱中,乘务员哥哥姐姐和孩子们一起玩起了知识问答。参加活动的孩子不仅对飞机抱有极大的热情,更是有备而来。面对熟悉的客舱环境,一个个争先恐后地回答问题。除了回答乘务员的问题以外,孩子们还抛出了无数个“为什么”。为了回答孩子们的问题,乘务员邀请孩子们共同示范安全演示,通过一个个简单易懂的安全小故事,让孩子们了解安全设施的原理和使用条件,在孩子们的心中种下了一颗敬畏安全的种子。看到孩子们渴求知识的快乐笑脸,家长们也很欣慰,表示活动既能让孩子开拓视野又能学习到知识。

6. 无线追追看

“无线追追看”将温馨服务送入学校,首创线上健康栏目,关注学生心理健康,为有需要的小学设计丰富有趣的线上系列减压课程。发挥专业优势,让学生们在疫情期间能通过视频在医院儿科主任的专业指导和暖心陪伴下,开展有趣的心理小游戏,增进对自我的了解,发挥潜能优势,丰富居家生活的同时,又能舒缓压力,增进亲子关系。

7. 健康知识加油站

活动开展过程中，学生们展现出对于健康知识的渴求。疫情防控期间，大家对防疫知识充满了好奇，参与热情高涨，纷纷举手提问，医院儿科专家引导学生积极互动问答，解答学生们的困惑，用知识传递抗疫力量。专家还为学生们现场演示了“七步洗手法”，儿童身体免疫能力较弱，卫生习惯尚未养成，小学又是儿童聚集的地方，是传染病暴发流行的主要场所之一。养成健康的生活习惯，需从娃娃抓起，帮助学生建立良好的生活习惯，培养学生良好卫生行为习惯，从根源上减少经手传播疾病的发生，倡导正确的健康生活方式，进一步促进疾病防控落到实处。

校方表示“健康知识加油站”的活动非常有意义，在平时的教学工作中会引导教师配合医院专业人士将健康教育落到实处，把课堂和课外的活动结合起来，加强学校和医院的共建合作，营造关爱儿童的良好社会氛围。

8. 小医生体验营

学生们穿上医生带来的白大褂，摇身一变，成了一个个小医生。医务社会工作者热情地带领大家参观，让学生们了解更多医学知识。在有奖问答环节中，不少孩子积极踊跃回答问题，既收获了奖品，也巩固了知识，一举两得。急救模拟环节状况百出，笑声连连，经历重重困难，学生们都出色地完成了任务。

活动不仅让可爱的孩子们体验医学、了解医学、信任医学，更在他们幼小的心中埋下“尊医”和“助人”的种子，相信他们会在以后的人生中，铭记这份医学精神，继续传递奉献的火炬。活动结束后，学生们体会到拥有健康是多么的幸福，健康是多么地值得珍惜。

（九）项目评估

1. 微观层面

项目受到了儿童、青少年及家庭的欢迎。经过访谈，有 95% 的服务对象表示，在参与中享受到了更多的优质资源，项目守护服务对象的健康成长，推动了儿童、青少年及其家庭的身心健康，提升了健康自主管理能力。

2. 中观层面

项目通过机构之间自发联动、强强联合的合作形式，凸显了医疗与教育、服务行业的跨界合作，不仅密切了医院、家庭、学校、社区的健康共建，促进了健康管理理念，而且创新了健康社区与学校的创建模式，不仅有医疗优势、教育优势、服务优势，更具备以点及面、立足儿童、辐射家庭、面向社会的优势，实现了政府主导、院校合作、机构参与、政策支持的儿童社会教育新格局。丰富了健康科普的方式手段和教育资源，创新健康社区与学校创建方式，提高了教育品质。就医院而言，更是努力凸显“博爱、精医、创新、谐行”的医院价值观，培育了新时代医院的新文化。项目形成系列，实现可复制可推广，外形和内涵兼具，成为凝聚儿童、家庭、社会的纽带。

3. 宏观层面

推动了区域家庭教育与儿童全人关怀模式，探索新形势下本土跨界健康共建新模式。提升儿童及其家庭的健康自主管理能力，打造了健康社区、健康学校、健康家庭，营造了一种儿童友好型的社会体系。

四、专业反思

（一）善于在优势视角下进行社会资源整合

医务社会工作者的一大工作困境就是由于疾病和病痛，面对的服务对象都是老弱病残，无法找到有效的可供介入的点，或者即使介入以后，因为并没有我们所期待的效果，而使得我们常常出现挫败感。而优势视角这一理论教会我们，可以从另一个角度出发，以积极的视角看待事物，找出事物的优点和潜力，并加以整合使用。优势视角的最核心的道理就是相信每一个人都是有自己的潜能，并且有愿意朝向好的方面改变发展的动机；或者每一个都有属于其自己的长处，这样的长处一定能帮助自己实现自我成长。在现实工作场景中，我们常常感觉是我们帮助了服务对象，改变了服务对象所处的环境，舒缓了服务对象的压力，协助其解决了自身的问题，而我们常常忽略了服务对象自身的努力，这是实现其自身改变和成长的非常重要的基础，而服务对象自身努力的前提就是其有改变的意愿和相应的能力。

不仅如此，生活中的很多事情其实都有好坏两个方面，当我们面对一个负面事件时，我们常常只关注事件的“坏”，如果根据优势视角的理论，从积极的角度去看待事件，可能就会看到转机和希望。

我们面对的服务对象需要我们用优势视角去协助改变，尤其是儿童。因为儿童处在身心发展的关键时期，正是容易被塑造和改变的阶段。如果此时有专业人士协助其看到自身优势，找出自身长处，再协助其努力朝向既定目标发展，对于其身心和谐健康成长十分重要。在这一项目案例中，医务社会工作者关注到患病儿童的身心发展需要，在帮助其就医康复的同时，积极地关注其身心社灵全面发展的需求，并予以积极赋义，协调整合多方的社会资源，根据不同儿童群体的特点设计相应的活动，让儿童以主体身份参与其中，充分调动其内在的潜力，最终实现儿童的能力增长。

（二）良好的策划是项目运行的基础和前提

在这一项目的理论基础中，另一个理论是社会策划理论。社会策划理论着重强调了以整体或部分地理和功能社区为对象，该社区存在着实际社会问题（如住房、就业、社会保障、身心健康、休闲娱乐），社区各方的利益或可调和或有冲突。该理论认为专家和策划者的信息最丰富，策划者能根据所搜集的事实和各类组织的利益，进行理性决策，这里的社会工作者承担了不可或缺的专家和策划者角色。社会策划理论根本的目标在于达成某项任务目标，即解决社区的实际问题，其中，社区的共同需要和根本愿望/需要应该成为关注的重点。在具体实施过程中，医务社会工作者需要相应的资源来落实策划的项目；为了达成计划，最好能依托正式组织（如高校的社会工作学科、独立的研究机构或者专业的社会工作事务中心）协助完成工作计划；其基本求变策略就是针对所要切入的问题（如就业、贫穷）搜集资料，然后以科学理性的方式进行决策，其中，根据社区的具体情况，形成完整多面的各种专门性计划非常重要；策划的最终形成可能是达成共识的产物。社区的当事人总体上是服务接受者，但是在计划形成中吸收社区成员的信息和智慧应该是计划有效推行的重要基础。

日常生活中，我们也经常使用社会策划的模式来解决遇到的问题，譬如通过社会策划为社区青年解决就业。通过多种方式了解本社区青年失业群体的形成原因和现状，自行或者要求有关专业机构协助，对所得资料进行细化分析，并根据资源、人员、时间等方面的可行性形成完整的工作计划书。医务社会工作者可以向有关政府部门（如劳动保障局、社区所在街道等）申请必要的经费、场地等资源支持，并落实计划书中列出的技能训练项目、中介提供、信息传达等综合性服务。从而在认知、信心、行为、技能、求职技巧等方面协助社区失业青年得到提升，从而促成他们尽快就业等。

在本项目中,我们所面对的焦点议题是儿童身心社灵的和谐健康发展,因此,仅凭单方面的资源或单一活动可能无法满足需求。因此,运用社会策划模式是最好的方法和途径。在全面掌握儿童各阶段成长需求和面临的问题后,通过广泛开发、协调、动员社会资源参与,通过社会资源的有效整合,匹配到各个子项目和活动中,再形成框架性的、结构完整的项目计划,分阶段、分步骤推进实施。在此过程中,医务社会工作者无疑扮演的就是专家和策划者的角色;学校、公司、政府部门、社会组织等就是项目可依托的正式组织,在项目实施过程中发挥中流砥柱的作用;项目目标一一对应了经需求评估得出的儿童这一服务对象群体的现实问题,并且这样具有一定规模的项目是各方协商协调的结果,并不是任何一方单方面制订后强加给其他机构的。

随着医务社会工作日常服务的项目化运作趋势越来越明显,我们的很多工作呈现出项目化的特点,因医院服务体量和服务对象群体数量的庞大,社会策划模式也就越来越体现出在项目化运作中的优势,这已成为未来医务社会工作实务发展的一大趋势。

“感恩一刻”手语公益秀项目

一、项目背景

医疗卫生服务关系到人民群众的生命安全与健康，和谐的医患关系是医务人员与患者之间相互信任、密切配合的情境与状态，医患关系是否和谐，直接关系到社会的稳定与和谐。构建和谐的医患关系，在构建社会主义和谐社会中起着举足轻重的作用，它是和谐社会的内在要求，是医疗卫生事业协调发展的外在表现，是提升诊疗水平和人们健康水平的前提条件。

然而，近年来，由于医患关系紧张，屡见医生、护士被打伤致死的媒体报道，医闹、伤医事件层出不穷。2019 年平安夜，北京民航总医院急诊科副主任医师杨文惨遭患者家属杀害。2020 年 1 月 20 日，北京朝阳医院陶勇医生被患者砍伤。新冠肺炎疫情尚未结束，伤医事件却有抬头趋势，自陶勇医生被患者砍伤以后，武汉、沈阳、鄂尔多斯等多地均有暴力伤医事件的报道。每一位被伤害的医护人员，不仅仅在身体上留下了创伤，更在心灵上留下了伤痕。

从制度上缓解医患矛盾，势在必行，但却注定漫长，而从心态上改善医患关系，或许只需要放下焦虑，返璞归真，让更多人心怀感恩、共同努力，营造感恩医护人员、感恩医院、感恩社会的氛围，让医患关系更为融洽和谐，让人与人之间，能更好地互帮互助、携手前行。

感恩是一种道德情感，是对他人给予的帮助和恩惠表示感谢和敬意，有意识地回报他人的帮助，也是发自内心的纯真情感的自然流露。感恩意识是一种处世哲学，也是生活中的大智慧，它渗透进社会生活的方方面面。尤其是在当前整体观念的医学模式下，将感恩文化融入医院，提升患者的感恩意识显得尤为重要。研究发现，提高感恩意识有助于人际关系的改善及亲社会行为的发生，还有助于构建健康的体魄。临床医学表明，当人们表现出善意的举动，大脑会释放出多巴胺，血液中的复合胺也会升高，而这两种物质可以使人感觉愉悦。在医院中提升患者的感恩意识，在强化和谐医患关系的同时，还能改善患者的身心状况。

手语歌曲和配乐朗诵正以其活泼新颖、别具特色的艺术形象广为流行，在医院、社区、行业窗口逐步推广，成为了实现社会共建、艺术共享、文化共融的有效音乐文化媒介。将手语歌曲和配乐朗诵相结合，在医院中，通过志愿者演绎感恩主题的手语配乐朗诵的创新举措，可以更好地向社会传递感恩理念，在医院的环境中启发人们心怀感恩，促进和谐医患关系的形成。

二、理论基础

本案例运用社会认知理论和正强化理论，探讨如何在医院的环境中营造感恩的氛围。

（一）社会认知理论(Social cognitive theory)

1. 社会认知理论的理念基础

人的心理活动是一个极为复杂的现象，这是因为人的心理活动受很多因素影响，对人心理活动的决定因素，以及这些因素具体作用于人心理活动的机制，不同流派的学者有各自不同的看法。班杜拉在其早期社会学习理论的基础上又进一步进行研究，提出了社会认知理论。

社会认知理论的理论框架是通过分析研究人的认知因素及其与行为、环境之间的相互作用，建立的一个三方互惠的模型。班杜拉在深入分析研究人的认知因素及其与行为、环境之间相互作用的基础上，提出了三方互惠决定论，"互惠"指的是原因因素之间的交互作用。班杜拉指出，行为、认知和其他人的因素以及环境影响这三者都作为决定因素相互起作用，其中，"认知和其他人的因素"即"个人的主体因素"，其中包含主体的生理反应能力、认知能力等身心机能。进一步而言，人类的自我系统具有预测、替代、自我调节、自我反省和符号表征这五种基本的能力，交互作用是行为、环境、主体三者之间产生相互影响、互为因果，每两个要素之间又都是双向的互动和决定的关系。根据三方互惠决定论模型，人们的期待、情绪、信念、意向、目标等主体因素都会影响他们采取何种行动，而其行为的内部反馈和外部结果反过来又会在一定程度上改变个人的主体因素。另一方面，环境的状况作为行为的现实条件，决定着行为的强度和方向，但个体也会通过行为不断改变环境，以更好地适应自身的需要。另外，在人与环境之间，不仅是环境决定人，而且人也影响着环境。同时，三方互惠决定论并不意味着人的主体因素、行为、环境这三个因素之间具有同等的交互影响能力，三者之间的交互作用模式并不是固定不变的。这三者之间相对的相互影响力及其相互作用的模式会在不同的情境中对不同的个体产生不同的影响，或是在不同的活动情境中表现出不同的形式。但是，在大多数情形下，这三组相互作用的因素之间具有高度的相互依赖性。

对三方互惠决定论中的三个因素之间的交互作用关系做进一步的分析，可以发现人的主体因素与行为之间具有双向的相互影响以及决定的关系。这意味着人的信念、意向、情感等认知因素往往对其行为起到强有力的引导和支配作用，即人怎么想决定着他会怎么做，但与此同时，具体行为的结果又会反过来对人的主体因素施以影响。因为，人是理性的，人的理性能力不允许思维随意发展而不与所处环境相联系，必须通过行为及其结果的反馈作用来实现与世界的同一性。班杜拉认为，为了满足个体的需要，其行为总是指向一定的对象，并为了与思维中的存在方式保持吻合而不断改变对象的存在方式，如果最终行为与主体的目标形成一致，则表明其思维是合理的，反之就说明其思维没有能把握好对象存在方式的规律，而需要进行纠正及调整。这也体现出结果的信息价值，它借助行为主体的感受系统向主体进行反馈，是思维与之具有同一性的行为，是否与它们的对象世界具有同一性关系的信息。因此个体的主体因素决定着其行为，另一方面，个体的行为及其结果同样也会影响并决定思维的形式和内容等各种主体因素，两者之间具有双向的交互决定的关系。

环境因素和主体因素之间存在双向的相互影响和决定关系，这具体表现在人可以通过自己的生理特征从社会环境中激起不同的社会环境反应，不同的环境反应又能影响个人的认知，并导致行为或行为倾向。置于社会情境中，此类双向决定关系表现得更加明显，个体的主体因素影响社会环境，同时社会环境又通过个体感受系统反过来引起他对社会、对他人和对自己的看法，两者交互作用。行为与环境之间双向的相互影响和决定关系是指，人为了达到生存的目的，往往通过自身的行为去改变环境，使之适应自身的需要，而作为改善人与环境之间适应关系的手段——行为，既受人的需要的支配，也受环境的现实条件的制约。但在生活中，环境并不以某种固定的方式来影响人，它的一个重要属性是潜在性，即只有人们采取行动把环境激活，环境因素才会对人产生影响。因此，行为与环境之间的双向交互决定关系表现在人既是环境的产物，又是环境的创造者。人通过自己的行为与环境产生联系，并基于这种联系的性质和内容，促使主体去感知、体验环境，最终决定其未来的行为。可以说，行为与环境因素之间是相互决定、互为因果的。

三方互惠决定论从环境、人及其行为的互动关系来考察人的心理活动与行为表现，它把人的心理活动看成是环境、人及其行为之间的互动系统，真实地把握了人与环境之间的关系，构成了社会认知理论的基础。

2. 社会认知理论的主要内容

人的行为形成的两种重要方式是观察学习与亲历学习。班杜拉将由反应结果引起的试误学习、亲历学习和由示范作用引起的观察学习统一起来加以探讨，并在此基础上指出，人的所有的行为或技能，在最开始时一定是借助各行为领域内先驱性个体的观察学习获得的，当这些行为或技能被一定范围的个体习得，进而逐渐转变成人类的普遍经验时，其他个体就可以通过榜样的示范获得这些技能。

观察学习是班杜拉所描述的人类自我系统的基本能力之一——替代学习能力的具体表现形式。班杜拉认为，除了基本的反射之外，人并不具备各种先天的行为技能，各种行为技能或新的反应模式，或者是通过直接经验，或者是通过观察学习得来的。在观察学习的过程中，观察的对象被称为榜样或者示范者，观察主体称为观察者，榜样通过观察者的观察活动而影响观察者的过程被称为示范作用，因此观察学习也可以被称为示范作用过程。事实上，如果知识只能通过个体自身的体验来获得，只能由直接经验及其反应结果进行学习，那么学习对人生存的适应价值就会变得极为有限，人类认知和社会化的发展过程也将会极大地延迟。正是由于可以通过观察学习，人类生存方式的社会传递过程才成为了可能。班杜拉在社会认知理论中还强调自我效能感的概念。自我效能感是个体对自己与环境发生相互作用校验性的一种自我判断，自我效能感强的人能对新的问题产生兴趣并全力投入其中，能不断努力去战胜困难，而且在这个过程中自我效能也将会不断地得到强化与提高。相反，自我效能感低的人总是怀疑自己什么都做不好，遇到困难时一味地畏缩和逃避。可以说，自我效能感是主体自我系统的核心动力因素之一，最终个体的潜能能否得到发挥，在一定程度上取决于自我效能感与实际具备的知识和技能水平的相符与协调。班杜拉强调，自我效能感作为一个极具影响力的主观信念，在很多情境中都影响着人们的思维模式和情绪反应，还会影响人们对行为的选择，影响人们对完成任务将要付出的努力，还会影响人们在面临挑战时的坚韧性，自我效能感也会关系到人们对眼前任务更多的是感到焦虑还是自信。替代性经验的效能信息能让人们看到他人在活动中取得了成功的观察结果，能够使观察者相信当自己处于类似活动情境时也能获得同样的效果，从而提高观察者的自我效能感。

班杜拉同样指出，在观察学习的情境中，观察之所以能产生学习，主要是观察者通过在观察活动中所获得的有关示范行为的信息进行认知加工，从而形成示范行为的符号表征，这些表征以不同的形式被编码，并储存在记忆中，在一定的条件刺激下，就会成为观察者表现这一行为的内部指南。班杜拉进而将这一过程分解为四个相互关联的子过程，包括注意过程、保持过程、产出生成过程和动机过程。

注意过程，具体是指观察者将他的心理资源比如感觉通道、知觉活动、认知加工等贯注于示范事件的过程，因此是示范事件影响观察者从而产生观察学习的开始。观察的注意过程作为观察主体和观察对象之间相互作用的中介，受若干因素的影响和决定，这些影响因素有示范活动的特征，主要包括示范活动本身具有的可分辨性、显著性、复杂性以及它对于观察者的情感价值和功能价值等，这些因素直接决定着示范行为对于观察者是否有吸引力。观察者特征主要包括观察者自身的主体性特征，包括其经验背景、认知能力、知觉定向、期待等，这决定了观察者在众多示范事件中将有选择地注意榜样的特征，比如行为榜样的年龄、性别、职业、社会声望、社会地位、对观察者的吸引力及与观察主体的相似程度等，也影响着观察者对榜样的注意程度。社会结构因素，主要包括个体的交际网络、社会的内部组织及其分化程度，电视媒体等因素作为观察活动的背景，也会对观察者的注意选择性产生非常大的影响。

保持过程，是指观察者将在观察活动中获得的有关示范行为的信息以符号表征的方式储存于记忆中以备后用的过程。假如示范行为不被人们记住的话，观察这些行为也就失去了意义。而要将这些观察经验转化成持久的、相对稳定的认知结构保存于记忆中，则需要把外部的示范信息编码或转化成内部的符号信息，即借助符号表征的形式为后续的行为提供内部指导。符号表征的形式主要有心象表征和语义表征两种形式。心象表征所指的并不是对示范行为简单的镜像模仿，而是对示范行为的抽象结果，是观察者在反复观察各种不同榜样对同一行为的不同示范操作基础上形成的关于该行为的综合性的一般原型，包含了所有榜样的示范操作的共同特征。但班杜拉认为，人类行为大多是以“语义—概念”的形式加以表征的，也就是说人们在观察过程中，常常会自觉或不自觉地以言语的形式对示范行为过程加以描述，对其进行编码和复述，最终以概念表征的形式储存于记忆中。最后，保持过程还需要操作演习以及认知演习的参与，即观察者将示范行为进行物理的且更多的是想象上的模拟，从而增强示范行为的保持并不断提高其表现水平。

生成过程，也即产出过程，指的是观察者对示范行为的表现过程，即观察者将在注意过程和保持过程基础上所形成的关于示范行为的内部符号表征转换成物理形式的外显行为过程。实际上观察者所习得的示范行为在真正被执行前，大部分是作为符号形式的整体存在的，行为表现从概念到运动实际上是一个从概念到匹配的过程，即观察者将示范行为的认知概念或符号表征转化为行动，并且在行动信息反馈的基础上做进一步的调整，从而使行动逐步趋近于示范行为的认知表征，最终实现完全吻合的过程。在信息反馈基础上实现的矫正性自我调整是该过程的核心机制，也就是指观察者以示范行为的认知表征为方向，不断改进实际行为，努力地去减小直至消除两者之间存在的偏差。

动机过程，是指观察者在一些特定的情境条件下，由于某种诱因的作用而表现示范行为的过程，主要是从动机方面来说明观察者是否会对示范行为加以实际的操作表现。班杜拉指出，如果观察者没有学习示范行为的动机，那么注意和保持过程不会导致生成过程，他十分注重要在理论上将行为的获得与行为的表现区分开来。其中，行为的获得是一个认知过程，而行为的表现则是一个动机过程，这两者基于不同的心理机制。事实上，即使一个观察者在认知上掌握了如何操作某一示范行为，也并不意味着他就会将这一示范行为在自己的行动上加以执行，这还取决于一系列诱因条件的作用，需要注重这些诱因作用的发挥，才能激发个体积极地采取行动。

从社会认知理论看来，观察学习是人们形成认知并采取行动的方式之一，但社会认知理论并没有否认通过直接经验而得到的学习。班杜拉将通过反应结果而获得的学习称之为亲历学习。班杜拉认为，反应结果之所以能够引起学习，取决于人们对反应结果的功能价值的认识。首先，反应结果对反应主体具有信息价值，借助反应结果引起的学习实际上是一个持续不断的双向作用的过程，即个体从反应结果中得出有关结果与反应之间关系的认识，由该认识所指导的反应及其结果又能反过来加强或否定这一认识，进而不断地形成、改善和提高个体的行为技能。其次，反应结果对反应主体具有动机功能，个体在行动之前，往往会预期行为所产生的结果，这种预期通过符号形式表征于个体当前的认知表象中，就可以转化为当前行为的动机。所以，在亲历学习中，反应结果主要是作为在先的而不是后继的决定因素发挥作用。也就是说，在亲历学习的模式下，人们必须依赖于其行为的后果所传递的信息。一方面，个体亲身经历的行为后果带来成功的喜悦或是失败的教训，将决定成功的行为是否得以延续，无效的行为将被摒除；另一方面，良好的行为后果又构成了个体保持该行为的动机因素，具有激励作用。

在观察学习的情境中，观察者是否表现出示范行为还受到诱因条件的影响，诱因动机因素直接诱因、替代性动机因素间接诱因以及自我调节机制自我生成诱因构成了个体动机系统的三个重要方面。

直接诱因是指示范行为本身所导致的直接结果。如果执行某一示范行为能得到奖励性结果，那么观察者就会出于为了得到这种奖赏性结果的动机而去表现这一示范行为。比如，通过物质奖励或者精神鼓励等形式对某一行为进行肯定，则该行为更容易被不断重复。反之，如果示范行为不能获得奖赏甚至会遭到惩罚，那么个体往往会放弃这样的行为。具体而言，诱因动机因素包括基于生理意义的初级诱因、感官诱因以及社会诱因、活动诱因、金钱诱因、权力和地位诱因等。

间接诱因指的是对观察者而言，示范原型表现示范行为所导致的结果。人是社会动物，作为社会的人，不仅能从其自身的直接经验中受益，也可以通过观察别人的行为以及行为后果，从别人的成功或失误中获取经验。如果人类的行为只是依赖于个体直接体验到的结果，那么人类的发展进程毫无疑问地会放慢很多，正是得益于具有从他人经验中获益的能力，人类才避免了诸多危险和大量艰苦而乏味的探索。一般来说，看到他人的某种行为获得了成功，观察者就会以相同的方式行事，反之，若是他人的行为受到了惩罚，则会降低观察者以类似方式行事的可能性。

自我生成诱因也就是自我调节机制，指的是观察者对示范行为及其结果的自我评价经验或自我反应，也是观察者对示范行为的情感赋予或是价值赋予。社会认知理论认为，它是个体通过计划、预期等来激活、指导和调控自己行为的机制。强调每个个体都具备自我调节机制，这个机制使得个体有可能做出自我导向的改变，并且有能力影响自己的行为。进一步而言，自我调节机制有广义和狭义之分，三方互惠决定论中“人的主体因素及其作用”就是广义上的自我调节机制，而狭义的自我调节机制被看作是一个包括“行为目标的自我设定、实际行为表现的自我观察、自我评价及在此基础上的自我反应”的自我反馈系统。作为一个反馈系统，个体表现出一种行为的动机效应，既不取决于个体自我设定的行为标准本身，也不取决于自我观察，而是由对这两者之间差距的自我评价和自我反应所决定。如果个体的实际行为表现超过了其设定的内部标准，那么个体将会感到自我满足，进而去保持这一行为方式，或是在这个基础上去设定更高层次的行为标准。而如果个体的实际行为表现没有达到自我设定的内部目标，那么个体很有可能会泄气受挫进而感到自怨自责，或者会在进行反省之后纠正并改进自己的行为表现，又可能会重新设定行为标准，放宽对自我的要求。班杜拉认为，自我反馈系统能使个体反思和评价自己的思想和经验，从而改变自己的思想以及所采取的行为，因而这属于最独特的人类特征。个体对于行为方式的选择受到他对于自身能力及行为结果所持有的信念的影响很大，这种信念就是构成个体行为的动机效应，也就是说，个体的自身信念是其行为和动机的关键因素。

3. 理论运用

社会认知理论中的直接诱因、间接诱因和自我生成诱因表明，患者来到医院，对医院产生不好的感觉是由各种诱因导致的。这些感觉有些和直接诱因有关，如医护人员的冷漠感，医院布局的不合理，又或者是医院服务的不到位等等。也有一些和间接诱因有关，比如其他人告诉患者的一些负面信息让患者产生对医院不好的感觉。自我生成的诱因强调自我调节机制，让个人的感知和认知层面发生改变。如果想要去改变患者或者社会大众对医院的负面感觉，也可以注重这三个诱因的运用，要创造一个可以被赋予积极意义的事物，其既可以作为直接诱因，也可以成为患者口口相传的间接诱因，从而起到作用。

社会认知理论所强调人的信念、意向、情感等认知因素对其行为起到的引导和支配作用也非常重要。长期以来，很多患者对医院存在一种负面的印象，比如他们觉得医院里医护人员的脸色难看、态度不好，或认为医院就诊的环境氛围压抑，在这样的信念或认知的影响卜，人们表现出负面的行为，如就诊时表现得非常防范，不配合医生的治疗，认为医生可能会骗自己，怀疑医生开药是否真正对自己的病情有好处，还是为了收益而为。负面的信念和认知会不断影响个人的行为，而形成的对抗行为又会加深其负面的认知和偏见，长此以往就会形成恶性循环，人们对医院的印象和感觉会越来越负面。那么怎样正向引导患者形成积极的认知或者信念，改善患者对医院的负面的认知和感知，形成正向的影响，这是需要进一步探讨的。社会认知理论还强调行为与环境之间的双向交互决定关系，对于医院来说，其整体环境会对患者的行为造成影响。如果医院的环境给人的感觉是有距离感的或是冰冷的，容易给人带来不好的感觉和体验。当个人内心的感觉不好时，其表现出来的行为也会受到负面的影响。怎样在医院的整体环境中增加一些良性刺激，让医院的整体环境变得和以往不太一样，让患者感觉医院变得更亲切、更有感染力，值得我们思考。

社会认知理论强调榜样的重要性，各种行为技能或新的反应模式是通过直接经验，或者是通过观察学习得来的，因此怎样在医院里树立一种可供观察、可供模仿的榜样行为，让人们来到医院后有一个可供参考以及可以被模仿的对象，是医务社会工作者可以去尝试的，可以让患者来到医院后从可供自己去学习和模仿的榜样身上看到正能量，从而影响自己的行为，让自己的行为也变得正向，变得积极。

观察学习的四个过程，即注意过程、保持过程、产出生成过程和动机过程,可以启发医务社会工作者探索怎样在医院里塑造一种现象,它的发生和发展过程是有正向意义的,对于一个人的行为也是有正向意义的。当患者在医院里看到后,会对自己的想法和认知及思想层面有所启发,产生正向的作用。在这样的尝试中,医院的整体环境也会发生积极的改变。

(二) 正强化理论(Positive reinforcement theory)

1. 正强化理论的理念基础

正强化理论最早由美国心理学家斯金纳等人在 20 世纪提出并不断发展。该理论认为,人的行为在受到外界刺激时会像函数图像那样随之发生改变。而后,心理学家班杜拉也在其理论中提及了“强化”一词。其中“强化”作为行为习得中的重要途径之一,又被分为直接强化和间接强化。直接强化就是在直接学习过程中自主重复行为产生的强化;间接强化是在学习的过程中,榜样行为在一定程度上产生的强化。此外,行为主义也认为,在塑造个人行为的过程中,强化起到了不可或缺的作用。

正强化理论作为现代各种行为改造激励理论中的重要理论之一,在医疗、教育等各个领域经过实验均取得了重要的反响与进展,正被广泛应用于人的行为激励和改造。运用的“强化”是指社会工作者通过使用一定的强化物,向服务对象传达一种积极或消极的信息,从而达到预期中改变其行为、表现的目的。

2. 正强化理论的主要内容

强化被分为正强化与负强化。正强化是指当患者出现如预期中准确的行为时,给予其一种较为积极的刺激,如嘉奖、鼓励等,从而加强某种特定反应、行为再次产生的几率。而负强化则是指以一种较为消极的刺激,如憎恶、惩罚等,来修正患者的行为。虽然将负强化作用于情绪与行为的干预方面有一定积极的意义,但其效果较为短暂且易导致副作用。

应用正强化理论需要注意选择合适的强化物。强化物是指在进行强化的过程中所采用的各种方法,包括各种各样的事物及事件等。强化与个体在生活中行为习惯的培养息息相关。而对于强化物的合理选择与使用,在某些程度上可以达到优化和改善行为的目的。尽量选择安全无害、可以实现的强化物,抓住契机有选择地运用,即时强化。正强化具有时效性,时效性的强化对于干预效果有着很大的影响,若值得奖励的事情发生后,强化与奖励时间相距过大，会极大地降低该刺激的作用。

3. 理论运用

正强化理论认为人的思想和行为都是可以强化的，医务社会工作者需要去强化的不是患者对医院负面的认识，而是要着重去强化人们对医院正面的看法或认知。根据该理论，怎样选择一个合适的强化物很重要，这个强化物可以选择美好的、令人赏心悦目的事物，也可以是对人们的认知有正面影响的事件等。另外要注重即时强化，提醒医务社会工作者去探索是否有可能在医院中开展具有冲击力和感染力的活动，对患者造成视觉和认知层面的冲击，并对患者的认知层面进行正强化。受到正强化理论的启发，“感恩一刻”手语配乐朗诵公益秀应运而生。

三、项目简介

“感恩一刻”手语配乐朗诵公益秀，每周在门诊钢琴角举办，在志愿者弦乐、钢琴的伴奏下，首先由志愿者们为患者带来手语表演《感恩的心》，随后进行感恩主题朗诵。志愿者们通过手语演绎优美的歌曲，将自己投入到无声的世界中，用一个个手势的转变与连接，与观众的心灵之间建立起一座爱的桥梁。用手语把更多的精彩带入无声世界，通过诗朗诵表达对医护人员的感谢，希望更多的人在志愿者的带动下向社会感恩，向医护人员感恩，用感恩的心对待自己所处的环境，和谐医患关系。

（一）目标

1. 长期目标

弘扬感恩文化，促进和谐良好的医患关系，构建和谐社会。

2. 中期目标

完善手语配乐朗诵公益秀展示平台建设；强化感恩理念在医院的传播。

3. 短期目标

增加医患和志愿者的接触机会，改善患者对医院和医护人员原有的负面看法，加强患者的感恩意识；加强志愿者手语培训，提升志愿者服务能力；拉近医护人员、志愿者和患者之间的距离。

（二）时间

项目运行时间：2017年1月起

（三）地点

医院门诊大厅

（四）人员

1. 服务对象

医院患者及家属

2. 工作人员

医务社会工作者、志愿者

（五）项目策划

1. 准备阶段

（1）计划安排商议

构建良好的医患关系，增强感恩意识，在医院内不仅需要医务人员树立榜样，以身作则，树立好的操守，患者对于医务人员的理解与信任也是至关重要的，更需要认识到社会环境对个人认知的改变，通过社会环境的正面引导，提醒患者对医院和医务人员心怀感恩。通过志愿者的表演展示，在医院的环境中更好地启发人们心怀感恩，医务社会工作者和志愿者们集思广益，设计了运用手语配乐诗朗诵的形式。在医院门诊大厅患者来往最密集处设置了钢琴演奏角，平时有志愿者演奏钢琴，来来往往的患者都会驻足观看，选择在钢琴角旁开展公益秀，既可以吸引更多的患者欣赏，志愿者们又可以伴着现场的音乐进行表演，通过不断完善细节，将更好的效果呈现给观众。

（2）项目宣传招募

医务社会工作者注重项目的宣传，结合线上线下多渠道方式，制作宣传推文和展板，对手语配乐朗诵公益秀进行充分宣传，广泛向社会传递感恩理念。与此同时，长期面向社会招募手语配乐朗诵的志愿者，并邀请老师定期为志愿者培训基础手语，进行特别编排及义务教学，为公益秀更有效、有序运作提供保障。

（3）所需资源筹备

项目所需资源由医院社工部筹集，具体包括志愿者的联络与安排、食堂餐饮的安排、培训授课老师的联络与确认、医院会议室场地的借用、相关物资与材料的准备，如展板设计制作、证书设计制作、志愿者胸牌制作等。

2. 实施阶段

（1）“感恩一刻”志愿者团队培训

手语歌曲是用手语来诠释歌曲，传达歌曲感情、音乐美感的一种艺术表现形式。手语歌曲主要通过手势来表达，配合面部表情和身体动作增加表达效果。为让志愿者掌握手语表演，准确表达感恩的理念，在医院内弘扬感恩文化，引导患者表达感恩，医务社会工作者定期邀请手语教师带领志愿者学习手语舞《感恩的心》。

为提升志愿者诵读能力，医务社会工作者定期组织朗诵培训会，邀请老师进行朗诵技巧培训，进行感恩主题深情朗诵，如学习朗诵《你是最美的医生》等，希望通过朗诵培训让志愿者们爱上经典诵读，发现生活中的美，弘扬中华优秀传统文化，促进医院文化建设。

志愿者不仅需要掌握手语和朗诵技巧，服务能力也是尤为重要的。为提升志愿者展示能力，医务社会工作者还组织进行志愿者服务能力培训，与志愿者分享在服务和公益秀展示中所需的能力和技能。

（2）“感恩一刻”志愿者公益展示

志愿者们每周在医院的门诊钢琴角进行一次“感恩一刻”手语配乐朗诵公益秀。在弦乐、钢琴的伴奏下，先由志愿者手语表演《感恩的心》。《感恩的心》这首脍炙人口的歌曲，不仅是对感恩的最好写照，也极为生动形象地道出心怀感恩的精髓，启示人们能生活在这样一个充满爱的世界是一件非常幸福和值得感恩的事，要学会珍惜自己和周围的人，怀揣一颗感恩的心去勇敢面对生活中遇到的坎坷，不论遇到多大的风雨和不如意都要乐观勇敢、充满感恩地面对。在社会认知理论的启示下，注重社会环境对个人认知的改变，让人们意识到对于所拥有的应心存感激，懂得感恩，经常想值得感恩的事，而不要抱怨困扰的琐事。对所有的人、事、物都保持一颗感恩的心，懂得向社会感恩、向医生感恩。

手语表演结束后，加入志愿者朗诵，朗诵以感恩为主题的短文，如《你是最美的医生》：“你是在和亲人团圆的家里出的门，你是在快乐的旅途中毅然转身,你是在睡梦中醒来赶紧起程,因为你是医生;有了你,焦虑的心情渐渐安稳,有了你,濒临死亡的生命重获新生,因为你是医生。”突出默默奉献的最美医生形象,增强向医生感恩的理念。

(3) “感恩一刻”志愿者能力建设

公益秀的志愿者每周按时到岗,用热情、微笑和真诚为医院就诊的患者带来手语配乐朗诵,自团队开展活动以来,成为了医院的一道风景线。他们在为患者服务、展示公益魅力的过程中,需要不断提升服务能力,还需要一个平台让他们能各抒己见,分享体验、收获和困惑,得到心灵的成长,用感恩的心温暖患者。医务社会工作者策划成立“感恩一刻”手语配乐朗诵志愿者团队成长小组,大家能在小组中提升能力,并提供一个畅所欲言的环境,对于未来提出建议,同时可以增进志愿者伙伴之间的感情,进一步增强团队凝聚力和归属感。

第一节 活动内容

活动名称	活动目的	内容	时间	道具
破冰游戏:感恩同行	让组员增加对小组的了解,活跃小组气氛,让组员迅速投入到活动的轻松愉悦氛围中,提升组员的感恩意识。	医务社会工作者介绍小组,简单介绍组员。由医务社会工作者引导组员开展暖场游戏,向组员介绍“感恩同行”四个字分别代表的肢体动作,当医务社会工作者说到其中一个字时,组员要迅速判断做出动作,反应慢或做错的组员分享一件值得感恩的事。	15分钟	
PPT展示	回顾志愿者团队的心路历程。	通过照片和配文,展示志愿服务团队成立以来取得的点滴成果,勾起组员在服务过程中的美好回忆。	15分钟	PPT、投影仪
组员分享收获	分享心路历程,正强化组员们的收获。	医务社会工作者邀请愿意发言的组员,分享在参与“感恩一刻”手语配乐朗诵中的感受,唤起大家对志愿者团队的情感和投入。	20分钟	

续 表

活动名称	活动目的	内　　容	时　间	道　具
助力团队发展	为团队发展提供建议,增进彼此交流。	志愿者团队发展至今,离不开志愿者伙伴的支持和付出。许多组员对团队的长远发展有着自己的意见和见解,医务社会工作者邀请大家将建议写在便利贴上,互相抽取后,分享自己的看法。	30 分钟	便利贴
小结	总结第一节小组内容,预告之后的小组活动。	医务社会工作者总结归纳大家提出的宝贵建议,正强化在小组中的收获,为日后志愿者团队的活动开展营造更好的服务环境,同时预告之后的小组活动。	10 分钟	

第二节　活动内容

活动名称	活动目的	内　　容	时　间	道　具
承上启下	回顾上节活动内容,点明本次活动主题。	医务社会工作者简单回顾上节活动的内容,并预告本节小组活动内容。	5 分钟	PPT、投影仪
“爱心传递”游戏	活跃气氛,让组员懂得双向沟通的重要性。	医务社会工作者说明游戏规则,详细介绍游戏内容。 游戏规则为:传递的过程中避免交头接耳,避免回头看身后的组员,避免询问他人等。 游戏内容为:所有组员排成一列,医务社会工作者给第一位组员看一段话,这位组员将看到的内容讲述给第二位组员,组员依次将听到的内容转述给后一位组员,传到最后一位查看信息准确程度。 游戏意义:让组员了解,单向传递的信息在过程中会因为各种因素而失真,导致最后收到的信息并不一定是准确的。突出双向正面沟通的重要性。	15 分钟	

续 表

活动名称	活动目的	内　容	时　间	道　具
明确志愿者的使命与要求	让组员再次明确志愿者的要求，强化志愿者的使命感、责任心。	医务社会工作者向组员提出身为医院的志愿者应该注意哪些事项，如：仪容仪表、认真工作；该担当的义务与责任等，随后再由组员补充。	15分钟	
“你写我来说”游戏	通过游戏让组员主动阐述志愿服务过程中潜在的问题和困惑，并提出适应性建议。	把同一颜色的便利贴发给每一位组员，让他们在上面写下1—2个在服务过程中发现的问题和自己印象深刻的事件。便利贴收回后打乱，让组员抽取，组员将自己抽到的便利贴上的内容读出来，如果是问题，那么询问这位组员是否有好的解决方法，如果是事件，组员也可分享自己印象深刻的事件。	20分钟	便利贴、笔
小结	总结此次小组活动，预告下次活动内容。	医务社会工作者对此次活动进行总结，并向组员预告下次活动的大致内容。	5分钟	

第三节　活动内容

活动名称	活动目的	内　容	时　间	道　具
承上启下	回顾上节活动内容，预告本次小组活动内容。	医务社会工作者与组员一起回顾前两次小组活动内容，预告最后一节小组活动内容。	5分钟	
团队期待	组员讨论对志愿者团队未来的期待，增加组员的归属感和认同感。	医务社会工作者邀请组员随机发言，每一位组员分享自己对志愿者团队的期望。	20分钟	
“击鼓传花”游戏	活跃气氛，营造一个轻松欢乐的氛围。 为志愿者展现才艺提供机会。	医务社会工作者介绍游戏内容规则。十几人围成圆圈坐下，其中一人拿花，一人背着大家或蒙眼击鼓，鼓响传花，鼓停花止。花在谁手中，谁就表演才艺（唱歌、跳舞、猜谜、讲笑话均可）。如果花束正好在两人手中，则两人可通过猜拳或其他方式决定胜负，负者表演。	15分钟	花

续 表

活动名称	活动目的	内 容	时 间	道 具
心语卡片	表达感谢，让组员之间的关系更加密切，组员和医务社会工作者更加亲近。	请组员写下参加小组活动以来的感受，对医务社会工作者、志愿者团队、小组想说的话，也可以是对组员的祝福。	15 分钟	卡片
总结	鼓励志愿者用更好的心态去做这份充满爱心的活动，使团队有更好的发展。	医务社会工作者让小组成员进行活动总结，让大家回顾在小组活动中的收获，告诉大家小组活动虽然暂告一段落，但志愿者服务将不断继续。	5 分钟	

（六）所需物资

序号	物 资	数 量	单价(元)	金额(元)	备 注
1.	会议室	1	0.00	0.00	提前借用
2.	志愿者服装	50	0.00	0.00	清点整理
3.	志愿者胸牌	50	5.00	250.00	
4.	便利贴	10	5.00	50.00	
5.	海报	30	6.00	180.00	
6.	话筒	1	0.00	0.00	科室租借
7.	洗手液	1	0.00	0.00	已有
8.	卡纸	20	1.00	20.00	
合计	500.00				

（七）风险对策

预 计 风 险	应 对 方 法
1. 在展示过程中，志愿者手语动作不整齐影响公益秀效果。	加强志愿者培训，并在展示时安排手语表演熟练的志愿者站在前排做示范。
2. 如何增加对观众的反馈掌握程度。	积极主动地对观看公益秀的患者进行访谈，及时了解他们的想法，正强化感恩的意识。

（八）项目实施

1. “感恩一刻”志愿者团队培训

在手语老师的示范和指引下，志愿者一边唱歌，一边练习动作。“感恩的心感谢有你，伴我一生让我有勇气做我自己。感恩的心感谢命运，花开花落我一样会珍惜……”就像歌词一样，人与人之间的情感是相互的，彼此的付出和珍惜让心的距离越来越近，医务社会工作者希望通过这首歌教会人们要常怀感恩之心。告诉大家，在日常生活中也应常常对身边的亲人、朋友表达感谢，对所有奉献社会的人心怀感激。志愿者们学得非常认真，每一个动作都力求到位。手语培训也向大家传递了感恩的重要性，启发大家从身边发现美好，永远良善友爱，懂得感恩的人也会永远迎着阳光追寻自己的梦想。

在朗诵培训中，老师通过举例及现场示范的方式给志愿者讲解朗诵的基本要求、朗读方式、预期的运用、形象感受等内部技巧，重音、语速节奏等外部技巧，以及如何准备诵读篇目等方面的内容。现场气氛活跃，大家积极提问，课后还意犹未尽，相互切磋练习。

在志愿者服务能力培训会上，医务社会工作者与志愿者分享了志愿者所需的精神、礼仪以及良好的心态，还向志愿者介绍了提升个人能力和服务水平的技能，例如怎样保持好的心态、沟通技巧以及同理心等，帮助志愿者认识更好的自己，以一颗感恩的心在医院中传递感恩理念。培训过程中，志愿者和医务社会工作者互动良好，现场气氛活跃，志愿者积极发表自己的观点。培训进一步提升了志愿者团队的服务能力和团队凝聚力，参与的志愿者在培训结束后都表示收获颇多。

2. “感恩一刻”志愿者公益展示

志愿者熟练地掌握了手语，每周坚持用心诠释歌曲内涵，每一个动作都精益求精。志愿者用自己的身体语言，在医院门诊大厅的钢琴角向大家表达感恩的心。深情的配乐朗诵也极富感染力，起到了画龙点睛的作用。手语配乐朗诵的形式，将手语艺术、歌曲艺术、视觉艺术和听觉艺术相结合，通过志愿者根据感恩主题歌曲旋律的题材、风格、歌词的内容，运用准确适当的手语语汇和富于美感的形体语言，诠释、展示、表现音乐内涵。这样的形式让医院中来来往往的患者产生思考和共鸣，他们纷纷表示感谢医护人员的无私奉献，更感动于医护人员的无私真情。通过公益秀，营造了有人文气息的医院氛围，正强化了患者的感恩意识。

志愿者们也表示活动让他们受益匪浅，他们能够更加深刻地体会到生命的可贵，要感谢的人很多，感激父母给予的生命，能来到这个世界体验人生；感谢老师给予了知识和技能，让自己成为有用的人；感谢朋友，给予了珍贵的友谊，在生命的旅程中不再孤独；感谢医生，救死扶伤，用高超医术高尚医德换来患者的健康；感谢坎坷，让人们在一次次失败中变得坚强。

3. “感恩一刻”志愿者能力建设

通过小组活动，“感恩一刻”团队的志愿者的服务能力得到提升，在小组活动中大家畅所欲言，分享他们在服务过程中的收获、体会及困惑，回顾加入志愿者团队的初心，让大家更加坚定地以感恩之心一同前行，活动取得了良好的效果。

医务社会工作者不断正强化志愿者的积极体验，让大家对志愿服务更加认同，更坚定奉献的决心，同时也让大家一起直面困惑并群策群力。随着团队规模的扩大，团队内部容易产生矛盾，小组引导组员发挥自我完善功能，找出自己问题所在，并提出建议，让每一位志愿者意识到以感恩的心投入志愿服务，能收获更多的成长和感动。

第一节 小组过程

小组的内容/过程	内容分析/工作者技巧分析/工作者感受	组员表现/效果
暖场游戏(感恩同行)：医务社会工作者向组员介绍“感恩同行”四个字分别代表的肢体动作。当医务社会工作者说到其中一个字时，组员迅速判断做出动作。反应慢或做错的组员分享一件值得感恩的事。	医务社会工作者通过向组员介绍游戏规则，并亲身示范，加以引导，让组员熟悉起来，进入状态。在这一环节，医务社会工作者的角色是示范者，并通过这一方式，让组员放松，现场气氛得到活跃。 医务社会工作者运用鼓励的技巧，邀请组员分享感恩的故事，让大家意识到在生活中感恩的重要性。	组员的参与度都很高，被邀请分享感恩事件的组员也大方分享，让气氛很快活跃了起来，也让小组中充满了感动。
志愿者团队发展成果展示： 由医务社会工作者讲解，并通过 PPT 的形式向组员展示志愿者团队自成立以来的心路历程。	通过 PPT 的放映，让志愿者了解团队自成立伊始到现在所取得的进步。 医务社会工作者运用植入希望的技巧，让组员在回顾历程的基础上，对团队的未来充满希望。	组员认真倾听，点头认可。

续 表

小组的内容/过程	内容分析/工作者技巧分析/工作者感受	组员表现/效果
组员分享收获与建议：组员自愿发言，分享各自参与志愿者行动的感悟和心得，并提出对团队的建议。	组员们有感而发，就自己不同的经历和感悟发言，医务社会工作者在合适的时机进行引导发言，并倾听组员的发言，让组员能够信任并分享。在这个过程中，医务社会工作者给予及时地回应，让组员感受到温暖和关注。	组员踊跃发言。
医务社会工作者总结：认可大家的成绩，鼓励志愿者团队继续前进。	医务社会工作者既肯定大家的感情与付出，也总结归纳大家在发言过程中所提到的问题与需要改进的地方，交流分享经验，表达意见与建议，使志愿者服务往更好的方向发展。	第一次小组活动完成，大家都乐在其中，表示很期待下一次的活动。

第二节　小组过程

小组的内容/过程	内容分析/工作者技巧分析/工作者感受	组员表现/效果
医务社会工作者回顾上节活动内容，并预告此次小组活动内容。	回顾环节肯定了组员们在上节活动中的收获，预告让组员充满期待。 医务社会工作者在这一环节是引导者，分享自己在之前培训中的收获和感受，拉近与组员之间的距离。	组员积极聆听，表示期待小组活动的开始。
"爱心传递"游戏：所有组员排成一列，医务社会工作者给第一位组员看一段话，这位组员将看到的内容讲述给第二位组员，组员依次将听到的内容转述给后一位组员，传到最后一位，查看信息准确程度。	在游戏前，医务社会工作者在PPT上已经写出了内容与游戏规则，在开始之前，又强调了游戏内容与游戏规则。 医务社会工作者运用了引导的技巧，做示范者，让组员清楚游戏规则。 但在游戏中还是有些组员不遵守游戏规则，最后得到的信息出现了错误。医务社会工作者扮演的是使能者和教育者的角色，让组员明白游戏规则和内容，强调了游戏的意义，还运用自我披露的技巧和同理心，拉近与组员的距离，更让组员明白意义所在。	组员表现很积极，但还是出现了不遵守游戏规则的情况。

续 表

小组的内容/过程	内容分析/工作者技巧分析/工作者感受	组员表现/效果
明确志愿者的义务与使命：医务社会工作者向组员提出，身为医院的志愿者应该注意哪些事项？	医务社会工作者向组员提出志愿者的服务注意事项，提示了一些规则，然后由组员进行了补充，医务社会工作者扮演使能者的角色，运用引领性和摘要性技巧，澄清组员说的话，并进行整理总结。	组员积极发言，并强调了仪容仪表，也回顾了自己在服务过程中出现的一些问题。
“你写我来说”游戏：把同一颜色的便利贴发给每一位组员，让他们在上面写下1—2个在服务过程中发现的问题和自己印象深刻的事件。便利贴收回后打乱，让组员抽取，组员将自己抽到的便利贴上的内容读出来。	医务社会工作者向组员介绍了活动内容，给组员发了纸和笔后让大家在纸上写下自己服务过程中遇到的问题，并由别的组员抽签读出来，分享自己的感想。很多组员认领了自己写的纸，过程中运用了角色扮演和组员讨论沟通技巧，医务社会工作者也做了自我表露和引导，运用了代替强化，让组员明白自己服务过程中某些行为是可以控制的。 医务社会工作者还可以运用支持性技巧，积极倾听，适当给予鼓励支持，将组员的话题进行设限、对焦、融合。活动过程针对方言的出现给予了适当的建议，总结时还提出了建议。	组员都非常积极地说出了自己所遇到的问题或者自己印象深刻的事件，涉及了一些伦理困境，组员们都提出了自己的看法和建议，但还是有个别组员比较沉默。
总结此次活动，引出下次活动。	总结的时候没有来得及全面总结，组员还让医务社会工作者做了表演，小组活动时间有些延长。	组员积极配合，对医务社会工作者的表演表示赞美和喜欢。

第三节 小组过程

小组的内容/过程	内容分析/工作者技巧分析/工作者感受	组员表现/效果
承上启下，医务社会工作者回顾上节活动内容，并向组员介绍最后一节小组活动的内容。	医务社会工作者鼓励组员发言，分享上节活动的感受和收获，并积极回应组员的分享。 医务社会工作者运用开放式的提问和自我表露，引导组员畅所欲言。	组员积极发言，自我感受得到了正强化。

续 表

小组的内容/过程	内容分析/工作者技巧分析/工作者感受	组员表现/效果
团队的期待：医务社会工作者邀请组员随机发言，每一位组员分享自己对志愿者团队的期望。	医务社会工作者鼓励组员对志愿团队的未来谈谈自己的想法，组员们分享了很多，并表示将一直支持团队的发展。 医务社会工作者在这一环节是引导者和支持者，对于组员们的期待，医务社会工作者及时给予积极回应，鼓励组员不断尝试和表达。	组员在引导下积极发言，纷纷表示感恩加入团队。
“击鼓传花”游戏：组员围成圆圈坐下，其中一人拿花，一人背着大家或蒙眼击鼓，鼓响传花，鼓停花止。花在谁手中，谁就表演才艺。	医务社会工作者介绍游戏内容规则，并做好示范，邀请拿到花的组员表演才艺。志愿者们多才多艺，表演了唱歌、沪剧、绕口令等，组员纷纷拍手叫好。参与公益秀的志愿者们很乐意展示自己，今后可以提供更多的机会让他们交流才艺。	组员热情高涨，纷纷展现才艺，意犹未尽。
心语卡片：请组员写下参加小组活动以来的感受。	医务社会工作者向组员做好示范，并邀请大家写下参加小组活动以来的感受，启发大家可以写对志愿者团队想说的话，也可以是对组员的祝福。	组员们纷纷写下祝福卡片，并反馈小组活动让他们的距离贴得更近，感谢有这样的平台让他们交流感想。
总结小组活动。	医务社会工作者带领大家一同回顾了整个小组活动，鼓励组员表达，及时肯定组员主动分享的收获和感受，并表示期待大家在小组活动后带着感恩的心投入到手语配乐朗诵公益秀，表达感恩的理念，在医院内弘扬感恩文化，引导患者表达感恩。 医务社会工作者还告诉组员，小组活动虽暂时告一段落，但志愿者服务将会继续，如果大家有任何需要帮助或者是想要表达需求，都可以随时联系医务社会工作者。	小组活动结束，组员对小组活动高度评价。小组凝聚力提升。

（九）项目评估

“感恩一刻”手语配乐朗诵公益秀的服务评估主要分为两个部分，一是通过半结构式访谈，分别对医院患者、医生和志愿者进行访谈；二是其他评估内容，主要包括社工观察、参与人数、现场反馈等。

1. 评估方式

(1) 访谈

通过半结构式访谈，医务社会工作者主动与患者、医生和志愿者进行交谈，了解他们的感受和建议。

(2) 其他评估方式

医务社会工作者及志愿者在“感恩一刻”手语配乐朗诵公益秀活动进行时随时观察记录服务对象的参与情况；从出席率、参与人数和投入程度作评估；在公益秀现场收集参与者的反馈。

2. 评估效果

(1) 微观层面

通过访谈了解到，“感恩一刻”手语配乐朗诵公益秀正逐步改善患者对医院和医护人员原有的负面看法，加强了患者的感恩意识。很多患者表示，一首《感恩的心》唤起了他们对医务人员的感激之情，在从确诊到整个治疗的过程中，大部分人经历了恐惧和彷徨，是医务人员的宽慰和积极治疗，给了患者勇气。

对患者来说，保持积极的情绪能有效增强个体幸福感，感恩是一种重要的积极情绪，感恩与其他积极情绪呈现显著正相关。通过“感恩一刻”手语配乐朗诵公益秀培养感恩意识有利于让医务人员化抱怨为感恩，在工作中少一些浮躁，实实在在地为患者提供优质的服务；让患者对社会、对医院及医务工作者心怀感恩和感谢，减少误会和争执。

“感恩一刻”手语配乐朗诵公益秀还提升了志愿者服务能力建设，志愿者纷纷反馈，参与公益秀让他们能够更加深刻地体会到生命的可贵和感恩的重要，让他们得以更加积极地投入工作、服务患者。

(2) 中观层面

“感恩一刻”手语配乐朗诵公益秀营造有人文关怀的就医环境，完善了医院公益爱心平台建设，增加了医院多元化的志愿服务，拉近了医护人员、志愿者和患者之间的距离，不断正强化感恩理念在医院的传播。

(3) 宏观层面

“感恩一刻”手语配乐朗诵公益秀弘扬感恩文化，促进和谐良好的医患关系，为构建和谐社会起到了推动作用。医者父母心，古往今来，医术代表仁术，医生这一职业应是被人尊敬的职业，不应被粗暴相待，因为医生身上肩负着为人类健康保驾护航的使命。通过“感恩一刻”手语配乐朗诵公益秀，唤起人们感恩之心，共同创建和谐、美好的医患关系。

患者常怀感恩之心是构建和谐医患关系的基石。“感恩一刻”手语配乐朗诵公益秀启发医护人员和患者要善待周围的每一个人，永远保持真诚、友爱、宽容、健康的心态，用心去感受生活，并以自己的微薄之力回报社会。

四、专业反思

(一) 鼓励建立环境与内心的正向交流

上述案例理论基础之一的社会认知理论有一个非常明显的特点，就是社会环境对个体内心的影响，而后又可以对个体的行为产生影响。与认知行为理论相比较，社会认知理论更注重的是社会环境的影响，而不是特定地发生在个体身上的某一个事件。在日常生活中，这样的影响无处不在。譬如，当早晨醒来，发现户外阳光明媚、风和日丽，这时我们的感觉一定是很愉悦的，这时的内心世界充满着各种正向的、阳光的、跃跃欲试的念想，在这样的念想下，我们很自然地会想去户外踏青、旅行，于是我们就会选择一个自己向往的地方，去享受自然阳光；又如，当我们在漆黑的夜晚独自行走在大街上，四周行人稀少，空旷冷清，这时我们会觉得害怕和担心，或者感觉不安全，我们会自然而然地加快步伐，环顾四周，在确保自身安全的前提下尽快回到家里。诸如此类的过程，就是社会环境对于个体内心的影响，从而导致产生不同的行为。此理论还有一个核心理念就是环境、主体因素和行为的“三方互惠”。在一定的情境中，外部环境、个体的内心和最终产生的行为是有一定的关联的。通过上述举例已经知道，不同的环境可以使个体的内心产生不同的感觉，而这样的感觉可以驱使个体产生特定的认知和思维活动，再由思维活动得出的结果来左右个体的行为。

当患者来到医院后，身处的环境对于其内心世界时时刻刻都在产生影响。当医院的种种不太令人满意的环境和流程对患者造成偏负面的内心感受时，创造一种有导向作用的环境影响因素就显得尤为重要了。因此，有倡导作用的以“感恩”为主题的手语秀，在此就是一种核心环境影响因素。当然，在传递、展示手语秀的同时，我们还注重了另外一个因素的作用，就是观察学习。“感恩一刻”所运用的是有一定队形、单位时间内重复的手部动作来对旁观者进行诱导，这样的队形和重复的动作不但具有一定的感染力，而且对于旁观者而言，这样的手部动作是可被模仿和学习的，这样就产生了一种共鸣，使旁观者在此氛围中觉得自己是其中的一分子，从而在个体感觉和外部行为上逐渐向我们所倡导的方向靠拢，使个体的最终行为发生正向改变。在此作用下，无数个个体形成一种群体效应，使“感恩”理念深入人心，成为医院文化的一部分而发挥作用，继而延伸至医院外，成为医院联结社会的一种正向纽带。

（二）加强正向强化，改变个体认知

此案例所运用的另外一个理论是正强化理论。这一理论是社会学领域、社会工作领域和行为科学领域被广泛应用的基础理论之一。在理论分析中，有两个核心概念尤其关键，一是“选择合适的强化物”，另一个是“即时强化”。不同群体在不同的环境中，对于强化物的感觉是有区别的。譬如当我们刚吃完饭，因品尝了美食而心满意足，或许还有点饱腹感，这时如果再有另一种美食引诱，可能你的兴趣也不大，既使你勉强吃下，可能也不会感觉到它的美味，只觉得平淡无奇，此后很长一段时间内，你再也不会觉得这种食物是很美味的，除非有特别的机会让你改变对它的看法；再譬如，当我们的孩子考试获得了很好的成绩，回到家里可能父母会有奖励，有些父母会说一些正向鼓励的话，放大孩子的成就感和喜悦感，并通过父母的肯定提升自我价值感。也有些父母可能会给一些物质的奖励，包括给钱等，这种情况下，孩子就会觉得如果考试取得好成绩父母会给钱，我可以买自己想要的东西，但孩子对自己的自我价值和自我评价可能不会改变。这一案例告诉我们选择怎样的强化物很重要，这与我们想要得到怎样的结果休戚相关的。“即时强化”在这一理论中扮演着另一个关键的角色。我们通常提倡在第一时间给予恰当的强化，以加强当事人当时的感觉，并期望改变其内心。同样在孩子考试取得好成绩时，如果父母在一段时间后再给予表扬和肯定，效果一定不会那么好，因为人的情绪是动态的，在情绪峰值点和低点进行强化往往效果相差很多。

在“感恩一刻”项目中，医务社会工作者考虑了选择什么样的强化物，通常可以选择感人的以医生护士为主角的故事，或者患者感谢医护人员的故

事，但这些强化物的弱点就是很难把每一个患者都带入此情此景中。但人人都可以模仿学习的手语秀就可以弥补这一不足，只要你愿意，每一个人都可以成为手语秀的主角，这就充分考虑了旁观者的感受。此外，处在医院这样的场域中，在旁观者里面，或许有刚刚得到医护人员周到细致服务的患者，或许也有刚刚被患者千恩万谢的医护人员，此时看到令人动容的以感恩为主题的手语秀，内心一定是有感触的，非常容易产生共鸣，这就是“即时强化”的作用。

在实际工作中，还有很多与此相似的表现形式可以达成上述效果。譬如医院里公共场域的情景剧表演、病区内的角色扮演等，都是很好的促进患者与医护人员内心变化的方式。

“医路坦途”助盲门诊项目

一、活动背景

残疾人群体的健康是“健康中国”战略的重要组成部分，全社会正致力于为广大残疾人士提供出行方便、办事便捷的友好社会环境，也正在致力于构筑和谐友爱、扶弱济贫的社会风尚。

据统计，我国持证视力残疾人员超过1 700万，上海市共有57.8万残疾人，视力残疾人数达到了95 550人，占本地区残疾人的16.53%，即使上海的“无障碍设施”建设在为残疾人士提供友好型公共服务方面做出了许多努力，但就医不方便一直是长期存在的难题，就诊过程阻碍重重给视障人士带来了难以想象的心理负担和压力，他们的就医问题是全社会的痛点和隐忧。而对残障人的接纳程度，也折射出一个社会的文明程度，反映了医疗机构的服务水平。2016年中国残联制定了《无障碍环境建设“十三五”实施方案》，其中提到我国无障碍环境建设仍存在一些亟待解决的困难和问题，主要有全社会无障碍意识有待进一步提高、信息交流无障碍建设较为滞后等。方案提出要以解决残疾人无障碍日常出行、获取信息为重点，全面提升城乡无障碍环境建设水平。上海市贯彻落实方案要求，共建共享改善残疾人参与环境，推进环境无障碍，继续推进无障碍环境建设，扩大助残服务。全市残联系统始终重视运用政府购买服务形式，丰富助残服务内容，推进服务专业化水平，通过市场机制的运用，鼓励和引导社会力量参与助残服务。

在医院的调研中发现，视障人士普遍存在“看病更加难”的问题，将“就医”视为日常生活最大的障碍。许多人患病后不敢就医，小病“熬成”大病；有的到了医院，由于不熟悉医院的环境，又容易在众多楼层、不同科室间晕头转向，没走几步就要“问路”；医院人流拥挤，难免磕磕碰碰，就诊过程“一波三折”;视障患者还担心家人因为陪护自己看病请假太多连累家人,故造成沉重的心理负担。

为贯彻落实相关政策,切实帮助解决视障人士面临的看病难问题,医院联合上海市残联、上海市盲人协会,开设全国首家助盲门诊,通过开发应用软件,为视障人士提供自助预约程序,借助医院志愿者力量,一对一地协助视障人士在医院就诊,提供多类型的便民服务,为视障患者提供就医便利。这有利于缓解视障人士就医的压力,间接降低了视障人士亲属的照顾压力。

二、理论基础

案例借鉴社会工作倡导理论和社会结构化理论,探索开设贴近视障患者需要的助盲门诊。

(一)社会工作倡导理论(The advocates of social work theory)

1. 社会工作倡导理论的理念

社会工作倡导理论强调社会工作者通过对情境的评估,链接可整合的资源,联系合适的相关服务,去帮助、保护和支持在社会变迁过程中不能有效自助的个人和群体,影响政府和社会为所有成员更好地生活承担起责任,从而实现社会公平。

倡导在本质上是对特定时期社会上所流行的观念、信仰和价值体系的最高表现,是个人或群体维护弱势群体权利而采取的行动。该理论将社会工作倡导的运作过程主要分为三步,即社会动员、公众支持和社会变化,其中社会动员是社会工作倡导的前提和基础。如今随着社会实践的社会化规模越来越大,程度越来越高,参与社会化的人数越来越多,通过社会动员发动、组织社会成员广泛参与社会实践的迫切性日益增强,尤其是当一种社会现象普遍出现,形成社会问题,关系到公众切身的利益亟待解决时,更需要及时有效的社会动员,充分调动社会力量和资源,发动广大社会成员广泛参与到重大的社会实践活动中,动员社会成员个体、群体积极应对。社会工作者在社会动员中为有需要的群体请愿、大声疾呼,或是为拥护某种事业而赢得更多的公众支持和关注。社会工作者将公众迫切想要去了解和解决的热点、焦点问题公之于众,不同的观点和认知产生了思想的火花,在相互碰撞后容易形成共识,切实满足了公众的认知需求和关注愿望。社会工作者也需要引导公众在传播和交流过程中形成反映弱势群体请愿和心声的积极舆论导向，在公众中产生广泛的共鸣，从而形成公众的支持，为进一步链接社会资源，影响、促进当局者制定决策夯实了良好的社会基础。社会工作倡导者的作用和价值也在这个过程中不断得到体现。

社会工作倡导理论注重社会工作者代表服务对象去影响特定的习俗、决策、政策和法律，致力于为那些遭遇偏见和不公平待遇的弱势或相对弱势的群体服务。社会变化是社会工作倡导运作过程中的最后一个环节，也是社会工作倡导者工作的终极目的，社会工作者需要通过行动从而实现对社会公平的不懈追求。

社会工作者在倡导的过程中作为代理者的角色，为服务对象请愿，成为有效倡导者所必须具备代表服务对象的能力和影响决策者的能力，即代表和影响是两个关键因素。

代表是指服务对象，通过说、写或者采取进一步的行动来表达和展示服务对象的关注，在沟通中澄清服务对象的观点和期望从而拥护这一群体的利益。沟通是社会工作者代表服务对象开展行动的中心内容，只有通过沟通，社会工作倡导者才能更好地了解服务对象所关心和面临的问题。基本的沟通方式主要有说、写两种，只有当倡导者所想要表达的内容真正地被信息接收者所理解，沟通才具有有效性。代表具有三个维度：

- 专有性

强调服务对象和倡导者之间的关系是单一的、专有的，只关注服务对象，主要对服务对象负责和聚焦服务对象需求。倡导者唯一优先考虑的因素是服务对象的需求，并且所有采取的策划和行动都需要以服务对象的诉求为本，以更好地代表服务对象的利益。社会工作者将成为服务对象的坚强支持，为服务对象争取利益。

- 互惠性

强调服务对象和倡导者之间是相互依存、平等互惠的关系，并且两者之间的交流和投入也是同等的。这也表示社会工作者需尊重服务对象，不能以自己的想法替服务对象做决定或制定计划，而应意识到服务对象需求的唯一性，注重双方的合作，为共同的目标而努力。在互惠的关系中要注意对服务对象的赋权，鼓励服务对象相信并发现自己有能力去应对并采取行动，更需要帮助他们掌握与环境互动的技巧，特别是服务对象面对问题感受到无能为力时，社会工作者需鼓励他们并同他们一起继续行动。

● 论坛

是指任何一个可以被用来讨论问题、不同观点、公共事务、不同意见及争论的解决措施的集会。社会工作倡导者为了更好地为服务对象谋利益而使用论坛，论坛具有三个特征：首先是有一整套有关管理参与者的具体程序，这些程序指导参与者开展工作和履行职责，以更规范、高效地作出决定和进行调整。其次是形成一套决策机制，社会工作倡导者使用现有的论坛或是开发新的论坛，在其中强调服务对象的诉求和他们重点关注的议题。另外是在论坛中增强对议题的认识，对相关服务开展的重要性和必要性的认识也非常重要。社会工作者可以在论坛中阐述提倡相关议题的初衷以及服务对象的相关情况和问题所在，并及时更新信息、不同的观点，以及不容易获得关注的问题。这就需要社会工作者掌握自己要参加的每一个论坛的程序和基本规则，提升运用论坛的能力，还要增强相关议题知识的积累，以更好地进行社会工作倡导。

影响作为第二个关键因素，也是社会工作倡导的基本行动，社会工作倡导者可以带来影响，去改变人们的观点和行为是源于有同样的目标。在施加影响的过程中，可以改变政策制定者和拥有权力者的行动，说服他们进行新的尝试。在进行社会倡导前，首先要界定清楚问题并设置合理目标，这就需要社会工作者辨别争论中的关键性问题，认清其中的困境并达成共识。在理解和接受存在的关键问题的基础上，参与者根据期待所发生的变化设定明确、具体的目标非常重要，这样的过程是社会工作倡导者必须与代表人群在共同磋商的不断互动中进行的。社会工作倡导者需要收集事实和支持解决关键性问题的证据以证明促进变化的重要性和必要性，这样才能有效影响如立法者、政策制定者、社区领袖等关键人物，也才能在向公众、媒体或者反对者表达自己的观点时处于有利的地位，并能针对关键性的问题，结合现实需求提出合理的策略方案。

有效的社会倡导，是选择合适的战略和策略来实现社会倡导的目标。在认清关键性问题并掌握事实证据后，社会工作倡导者需要决定实现目标的行动方案，考虑怎样说服他人改变想法，影响政策的制定。另外，倡导者和参与者必须对采取的行动方式以及克服行动过程中可能遇到困难的方法达成共识。制定策略后，需召开会议讨论社会问题并展开初步调查，其间参与者中可能会产生领导者，能清楚地代表群体阐明愿景，并能采取有效的方式激励参与者为实现愿景而共同付诸努力、精力和时间，主动听取参与者的观点和建议，引导大家积极参与，互帮互助，朝着共同的愿景而不断向前。

决策者对倡导的成效起到重要的作用，因此有效的社会倡导需充分了解并积极建立与决策者及其他工作人员的关系，保持与决策者和权力拥有者之间的交流，增进双方的关系尤为重要。与有着共同价值观和目标的人成立联盟是促进社会倡导成功的有效方法，成员之间的凝聚力和互助作用更有利于共同目标的实现。

有效的社会倡导需要定期评估倡导的效果，评估任务的完成情况及评估过程是否顺利。为了给倡导的支持者提供准确的数据，社会工作倡导者需要进行深入细致的研究，运用评估结果调整工作计划、目标及发展方向。

2. 社会工作倡导理论的分类

不同的学者从服务对象数量、倡导行动者、倡导层次、倡导范围等不同的角度对社会工作倡导进行分类。

(1) 以服务对象数量进行分类

分为个案倡导与集体倡导。个案倡导是指为了保障单个服务对象的应得权利、法定权利、利益、资源和服务而倡导；集体倡导强调问题会影响相同境遇下的更大群体或阶层，因此集体倡导为了促进实务或政策的改变以影响相同阶层和群体中的所有人而进行的倡导，也可以将集体倡导看作是个案倡导的逻辑拓展，因为个体的案例是更大群体政策改变的基础，成功有效的个案倡导可能将使集体服务对象群受益，如残障人士、家暴受害者、留守儿童等。由于集体倡导解决的是相同阶层的人群，相较个案倡导不需在解决个案的问题上费时费力，因此集体倡导的效率更高。

(2) 以倡导的行动者进行分类

以谁做倡导来划分，可分为公民倡导、临床倡导、直接服务倡导以及自我倡导。前三个倡导者代表单一个案的倡导行动，而自我倡导则是倡导者为服务对象增能，让他们足以有能力代表自己争取更多的权益。

(3) 以倡导层次进行分类

可以分为个案倡导、组织倡导和政策倡导。个案倡导是社会工作者将服务对象看作保护对象，确保服务对象获得服务和资源的权利；组织倡导是在了解机构外部正式与非正式的程序和章程的基础上，不断完善，使服务输送体系能回应并满足服务对象的需求；政策倡导是指社会工作者运用政策研究、联盟、竞选、游说等各种倡导策略以影响政策法规，维护集体服务对象群的利益。

(4) 以倡导范围进行分类

可以分为内部倡导和外部倡导。内部倡导是指社会工作者在了解机构内部正式与非正式的程序、章程的基础上不断完善，使服务输送体系能够回应并满足服务对象的需求，提升服务对象服务的使用程度及服务效能。外部倡导则是社会工作者对其他组织或机构的政策和服务进行影响的行为，促使其他组织或机构的服务能够满足服务对象的需求。

综上所述，尽管倡导的分类不同，由各种形式和形态组成，但各种分类之间对倡导的概念仍然是融合相通的。总体来说，社会倡导是通过个人或群体力量，分别在微观及宏观层次，通过整合链接资源、说服或影响决策立法者及社会大众观念，展现了社会工作倡导中代表和影响两个不同层面的概念。

3. 社会工作倡导的策略

影响社会工作倡导的因素多而复杂，社会工作倡导者不断探索为倡导提出实务过程中的工作方法，依据“情境与对象”、“倡导者和服务对象对倡导结果与方法的主导性”、“倡导者与倡导对象的对立程度”、“倡导者与决策者的协议结果”，进一步选择行动策略。

(1) 依据情境与对象

依据情境与对象，倡导被视为一个连续过程，倡导行动激进程度与情境的变化密切相关，根据社会问题的冲突高低分为低度、中度和高度三种倡导策略。低度冲突策略就是讨论和说服。策略包括与决策者接洽、告知需求、使用非责问的坚定态度（例如将服务对象的需求向决策者说明，坚定地站在维护服务对象权益的立场上）、指导和陪伴服务对象（例如医务社会工作者鼓励支持视障患者完成权益的争取和维护）；中度冲突策略主要是刺激，包括与倡导对象交涉与协商、使用与倡导对象相关的规范反制、陈情并扩大议题、使用申诉程序、使用倡导者的知识和权力(例如运用不同的经验及案例、整理与分析资料、阅读并收集与倡导议题相关的各种资料等)、使用肯定的要求、诉请较高的层级等,使得倡导对象产生一定的心理压力而发生改变达到倡导的目的;高度冲突策略是一种胁迫,其策略包括动员群众、寻求媒体曝光、诉诸外部权力(例如司法、政府机构等)。很多学者认为社会工作者在各个阶段采取不同层次的倡导策略以达到倡导的目的。

(2) 依据倡导者和服务对象对倡导结果与方法的主导性

根据倡导者与服务对象对倡导结果与方法的主导性,倡导的目的在于回应弱势群体或被边缘化的对象群体的需求,在倡导的过程中,倡导者的倡导选择会受到服务对象的能力以及控制度的影响,因此在倡导者与服务对象对于倡导方法及其结果的主导性的相互作用影响下,可以产生四种不同的倡导模式:最佳利益倡导、以个案为中心的倡导、使能倡导、服务对象自我倡导。

(3) 依据倡导者与倡导对象的对立程度

根据倡导者与倡导对象的对立程度,可以有合作性策略、战略性策略及竞争性策略。

(4) 依据倡导者与决策者的协议结果

根据倡导者与决策者的协议结果来决定倡导行动及所使用的策略,并依据程度高低的顺序分为同盟、中立、对立三种关系。

4. 理论运用

社会工作倡导理论强调其运作过程中的社会动员、公众支持和社会变化。社会动员作为前提和基础,启发医务社会工作者为有需要的群体做社会动员。视障人士由于视力问题,在生活中常常遇到各种阻碍,特别是面对疾病和就医问题。一方面,视障人士往往会因为看不见,在身体出现外显症状,如便血、红疹等情况时却不自知而使病情加重;另一方面,当视障人士生病需要就医时,他们常常一来到医院就会茫然无措。因为医院在就诊高峰通常人山人海,就诊、检查路线复杂,普通人去了都难免心中忐忑,对于视障患者而言,内心的无助可想而知,他们急需协助。而视障人士作为弱势群体,他们的就医难题容易被社会忽视,但这一需求需要被及时回应,是一个亟待解决的问题。

医务社会工作者在理论的启示下,意识到要了解视障人士所面临和关心的问题，了解视障人士的观点和期望，才能更好地代表这一群体。医务社会工作者期待能通过及时的社会动员，探索如何能充分地调动社会资源，让更多的人了解视障患者这一特殊群体，呼吁公众关注视障患者就医难题，并积极参与进来，获得公众的支持，创造视障人士友好就医环境。另外，还需要医务社会工作者去思考如何能影响政府和社会有效地去解决视障患者的就医难题，推动政府层面顶层设计，在政策方面形成有制度性的保障。

（二）社会结构化理论（Social structural theory）

1. 社会结构化理论的背景

主体与客体之间的关系，即个人行动与社会结构究竟哪一个处于支配地位的问题，一直以来都是社会学家争论的话题。在社会学发展的历史上，结构主义、功能主义和解释社会学先后成为三大影响深远的研究方法。这三种方法分别属于主体主义或客体主义范畴，彼此都致力于建立完善的解释框架、知识结构及学派体系，试图成为影响社会学的主要力量。

在吉登斯看来，结构主义、功能主义和解释社会学这三大方法都是围绕主体与客体之间的关系这一社会学核心问题而展开的，虽都有真知灼见，但都陷入了“二元论”的立场之中。其中，结构主义和功能主义着重于社会结构的制约性，却完全忽略了个体的主观能动性，而解释社会学则与之相反，在看到个体主观能动性的同时却少了对社会结构制约性的考量。他认为，主体和客体、个人和社会之间并不是一种非此即彼的关系，因此这些对立的解释范式无助于解释现代社会。吉登斯先后出版了《社会学方法的新准则》《社会理论的核心问题》和《社会的构成》三部力作，致力于厘清社会学三大方法的主旨及反思其内在缺陷，提出了著名的社会结构化理论，试图将传统的研究方法加以融合。

2. 社会结构化理论的内容

社会结构化理论将对行动者心理构成的分析作为出发点，认为个体的心理组织系统是由“无意识”、“实践意识”和“话语意识”三大要素组成，挖掘出了自我的本体安全感。本体安全是大多数人对其自我认同的连续性，并对其所处的社会和物质环境的恒常性保持信心，自我的本体安全感的功能在于控制和缓解焦虑情绪，使个体持续不断地获得一种安全可靠的感觉，这为个体正常而稳定地生活打下基础。社会结构化理论认为实践意识是一种自觉意识，行动者无需完整的理由便能根据特定的环境做出相应的改变和行动。行动者的大部分日常生活行为都是以实践意识为指导，有明显的例行化的特征。话语意识具体表现在行动者能够对行动的理由表达出一套完整的话语，而当行动者面对完全陌生的环境时，在日常生活中形成的例行化行为不足以应对这种环境时，话语意识就会凸显出来，其具体体现在个体的外在行动上。个体在日常生活中表现出的行为最明显的特征是区域化和例行化，区域化是指行动者的日常生活总是会在特定的时间和空间中呈现，并会与更加广延的社会系统相联系。例行化也是行动者日常生活的基本特征，行动者在日常生活中总是遵循着一套固有的行为方式，并且依照风俗习惯和传统的相关要求与其他行动者进行社会交往。例行化的功能同样也在于维护个体的本体安全，它使个体的生存环境具有可预见性。当来到一个全新的环境，个体原有的例行化行为不再足以应对这种环境时，就可能产生各种困扰。

吉登斯认为个体产生的不适应和困扰是由于个体的本体性安全得不到有效维护而产生的表现。作为个体日常生活的两个基本特征——行动的例行化和区域化，从客体的角度来看，也是社会结构的体现。吉登斯认为结构的概念是结构化理论的核心概念，指的是社会行动过程中反复涉及的资源和规则。社会系统的制度特性具有结构性特征，就是指各种关系已经在时空向度上稳定下来。在对结构的界定中可以看出三个内涵：首先，在吉登斯的观点中，结构是各种类型的资源。资源划分为配置性资源和权威性资源两种。配置性资源表现为物质性资源，比如自然资源及原材料等，权威性资源表现为隐含在社会关系中的各种非物质性资源，比如宗教、习俗、传统和信息等。对于人们的行动来说，这两种资源都有着重要的作用。其次，结构是一系列的规则，这些规则表现在个体在行动过程中所必须涉及的方法论程序，既包括正式的法律规则，也包括潜在的人们思想意识中的“共同知识”。社会结构化理论认为每个行动者都拥有大量的和社会生活有关的知识，可以根据自己所在的情境灵活运用相关的规则，以达到保证和维护资深本体安全的目标。最后，结构拥有一套制度化的、可以跨越时间及空间范围的关系模式，它可以被反复采用并再生产出来。在有关行动和结构之间关系的问题，吉登斯认为行动和结构并不是一种相互排斥和非此即彼的关系，而是一种彼此互联和融合的关系。任何个体都生活在特定的社会关系结构中，并且与此同时，这些关系结构只有通过行动者的行动才能真正体现出来。区域化和例行化一方面维护了行动者的本体安全机制,让个体能维持正常而有序地生活;另一方面,也正是由于区域化和例行化可以使各种规则和资源得以跨越时间和空间的范围而表现出结构性的特征。行动与结构之间互相影响:一方面,结构不仅对行动形成制约作用,同时它也是后者得以展开的媒介。对于行动来说,结构同时兼具“使动性”和“制约性”。另一方面,结构是行动的结果,只有通过行动者的行动,结构才能得到真正的延续和体现,行动与结构之间从而形成一种彼此融合、互为条件的关系。吉登斯把这种关系称作是“结构二重性”,从这种关系看来,社会系统的结构性特征对于它们反复组织起来的实践来说,既是后者的中介,又是其结果。

吉登斯的结构化理论开始于自我,自我是日常生活中的个体,实体的存在是个体行动的开始。正基于此,结构化理论对自我进行分析,划分出了话语意识、实践意识和无意识,挖掘出了自我的本体安全感。结构化理论后来又向外拓展,将身体定位在一定时空中,对个体活动舞台和场景进行探讨。因为行动总是处于一定的、具体的时空之中,特定行动的定格总是处于特定的时间和空间的交汇点上。在将个体的行动区域化之后,又拓展开对空间的论述,探讨了行动的结果对跨越时空所形成的社会结构方面的作用。结构化理论实现了从个人转到与之相联系的社会,从行动转到与之相联系的结构。学者王铭铭在《社会的构成》中对吉登斯的社会结构化理论进行了概括:“吉登斯的观点概括起来是:人的生活需要一定的本体安全感和信任感,而这种感受得以实现的基本机制是人们生活中习以为常的惯例。惯例形成于人们的实践中,并能通过实践的重复在人们的意识中促发一种指导人们行为举止的‘实践意识’。这种意识不需要言说、不需要意识形态话语的宣扬,就能够对行动起制约作用。因为个人受着实践意识的潜移默化,所以他们大凡能够‘反思性地监管’自己的行为,久而久之使自己和他人达成默认的共识,使人在社会中定位及社会这棵大树在个人心目中生根成为可能。”

3. 社会结构化理论的意义

社会结构化理论被提出后,引起了强烈的反响。作为一种在世界范围内产生了广泛影响的理论,值得深入探究和认真思考它带来的深远启示意义。

在宏观研究与微观研究方面,社会结构化理论给了我们一些新的思路。

宏观与微观问题也是社会学研究过程中必然涉及的问题，但如何通过微观社会的分析来透视宏观的社会结构和社会问题，能让宏观的社会理论建立在关于细致的微观分析的基础上，这个问题一直以来都没有得到很好解决。在传统的社会学研究方法中，结构主义、功能主义代表了宏观的视角，具有整体性强的特点，偏重于去建立一套宏大的理论，但容易脱离行动者的日常实践，使得理论与现实脱节。而解释社会学则代表了一种微观的视角，偏重于探究琐碎的个体生活，具有现实感强的特点，但过于聚焦细节的描述，不能透过它们来分析整体社会。社会结构化理论从微观的视角切入，以研究个体行动者的心理构成和日常生活作为出发点，然后把这些纳入到广延的时空范围中加以研究考察，考察行动者的日常生活如何蕴含了社会的变迁与结构。通过这种方式，结构化理论把宏观分析与微观分析有机地结合在了一起。

在关于主客体关系问题上，社会结构化理论提供了新的思路。主客体关系是社会学研究的核心问题，传统社会学研究方法在主客体问题上存在着极端化的倾向。社会结构化理论的目的之一就是要引导研究者正确认识主客体关系，打通这种长期存在并主宰着社会学研究的“二元论”。社会结构化理论的核心观点是“结构二重性”。结构二重性不再把主体和客体、个人和社会、行动和结构等基本范畴看作是相互排斥的关系，相反，通过行动者的日常行为，它们被有机地联结在了一起。从此，主体不再像解释社会学所主张的那样，是一种能够与客体相分离的主体，而是在重视主体能动作用的同时，必须考察主体是如何通过客观世界的媒介作用而形塑自身的。结构二重性的观点体现了不断尝试去融合主体与客体之间对立关系的特点。

在有关共时性与历时性分析方面，社会结构化理论也提出了新的视角。社会学研究必然会涉及共时与历时的问题，但在结构主义和功能主义中，共时和历时的关系被人为地割裂开来。在进行共时研究时，他们往往选取社会的“横截面”，以片段式来考察社会的构成，仿佛社会各组成部分之间是一种静态的组合关系。而当他们着手历时研究时，往往把某种单一的因素从社会系统中抽离出来，考察它如何随着时间的演化而变迁，这样仿佛整个社会就是由这种单一因素所组成的。结构化理论十分注重于考察区域化和例行化的行为是如何与更广大的社会时空联接在一起，使社会系统形成一个有机的整体的。在这种意义上，社会结构化理论一定程度上走出了共时分析与历时分析之间彼此分离的局面。

4. 理论运用

基于社会结构化理论，要注重个体的主观能动性，理论强调现有的社会政策对人有一定的束缚，但个体又对社会政策有主观能动性的改变。面对视障患者的就医难题，如何发挥视障患者自身的主观能动性，如何能通过个体的影响，不断推动社会政策的改变？这些问题值得思考。社会结构化理论把宏观分析与微观分析有机地结合在了一起，这启发医务社会工作者需要关注到视障患者的心理，深入了解他们的生活，在此基础上注重各种类型的资源、规则对他们的影响。

社会结构化理论认为个体的心理组织系统是由“无意识”、“实践意识”和“话语意识”三大要素组成，注重自我的本体安全感。本体安全感是个体对其所处的社会和物质环境的恒常性保持信心，视障人士需要对环境充分熟悉才能安稳地生活。而当视障患者来到医院时，环境对他们而言是非常陌生的，加之视力的问题，他们不知道该往哪里走，原有的例行化行为不再足以应对这种环境，容易让他们产生不安和焦虑。社会结构化理论认为个体产生的不适应和困扰是由于个体的本体性安全得不到有效维护而产生的表现，因此医务社会工作者需要探索如何在医院环境中增强视障患者的安全感，减轻他们就医过程中的焦虑和担忧，创造条件为他们提供便利。

三、项目简介

“医路坦途”助盲门诊，作为全国首个帮助视障人士就医的便捷门诊，不断创新举措，通过“智能预约”、“优先诊疗”、“人文医疗”三大特色为视障人士打造安全、便捷、舒心的无障碍就医通道，构建视障人士友好就医环境。

有就医需要的视障人士，只需通过预约登记，提前与医院沟通就诊需求，在预约时间来院，经过专业培训的助盲门诊志愿者将一对一全程协助就医，确保视障人士就医时全程导诊与接诊的顺畅，并提供多类型的便民服务，切实帮助视障人士解决普遍面临的看病难题。

（一）目标

1. 短期目标

完善智能软件功能，实现线上预约，线下就诊，不断优化视障用户体验；

实现开放科室全覆盖，保证就诊医疗通道的畅通；形成有序分配医疗和志愿者资源的机制，实现一对一全程协助视障患者就诊。

2. 中期目标

根据预约视障患者需要，完善助盲门诊，提供更多类型的便民服务；加强医务人员和医院志愿者的助盲技能培训，形成一支专业的助盲志愿服务队伍。

3. 长期目标

丰富视障人士医疗服务资源，切实解决视障患者就医的难点、痛点问题，改善就医体验；形成可持续、可推广的助盲门诊服务品牌，积极营造关爱社会弱势群体的氛围，进一步弘扬志愿服务精神。

（二）时间

项目运行时间：2019 年 5 月起

（三）地点

医院门诊各科室

（四）人员

1. 服务对象

视障患者

2. 工作人员

医务社会工作者、医生、志愿者

（五）项目策划

1. 准备阶段

（1）合作计划商议

视障人士的就医难题牵动着医院和社会爱心人士的心，而对残障人的接纳程度也折射出一个社会的文明程度，反映着一家医疗机构的服务水平。如今大部分医院都成立有社工部，社工部组织开展志愿活动，志愿者们通常乐意帮助就医过程中存在障碍的人；对于视障人士而言，他们可以借助读屏软件，熟练地操作电脑和智能手机，然而二者之间，缺的是一个精准对接的平台，如能开发一个平台，视障人士通过网络预约，提前发布就诊需求，到院后便可受到全程协助就诊，这样他们的就医难题可以得到很大程度的解决。

基于助盲服务的发展要求以及提升视障人士自主健康管理能力的迫切

性,医院链接资源,与具有医学和计算机双重背景的信息技术团队合作,一同发起视障人士助医平台的探索,搭建一个视障人士和医院之间的对接平台。平台取名"小桔灯",源于冰心的《小桔灯》文章,希望更多的人能点起一盏"小桔灯",照亮视障患者就医的道路。共建平台、群策群力、完善细节,为项目的启动做好充足的准备。

医院希望有专业的团队为视障患者提供高品质的助盲志愿服务,因此通过社会动员,航空公司作为主要参与合作方也加入到"助盲门诊"志愿服务行列中,用高质量服务践行对视障群体的关爱和呵护。医院共建助盲平台,通过商议不断完善项目细节,为方便视障患者就诊做好充足的准备。

(2) 项目宣传制作

项目宣传贯穿项目始终,加强对项目的宣传,发挥社会工作倡导,通过宣传营造社会新风尚,推动政府层面顶层设计,倡导形成视障人士友好就医环境。将线上和线下宣传相结合,线上主要通过制作项目推文、拍摄项目简介视频,在卫健委、残联和盲协的支持下广泛在线上平台传播。线下主要制作宣传展板、宣传海报和宣传单张,医务社会工作者在医院院务会议上介绍助盲门诊,并走进各科室充分宣传。主流媒体在了解到项目后也前来报道,进一步加大了助盲门诊的社会影响力。

(3) 服务对象招募

医务社会工作者制作并通过多个线上平台分享助盲门诊指引推文和助盲门诊志愿者招募信息,为有需要的视障人士提供实用信息,线下制作助盲门诊海报和指引单张,在医院和盲协等地发放,广泛告知有需要的视障人士。

(4) 所需资源筹备

项目所需资源由医院社工部、相关参与机构和部门共同筹集,具体内容主要包括志愿者的联络与安排、食堂餐饮的安排、助盲培训授课老师的联络与确认、医院会议室场地的借用与布置、相关物资与材料的准备如展板设计制作、证书设计制作、志愿者胸牌制作等。

2. 实施阶段

(1) 助盲门诊启动仪式

在全国助残日到来之际,举行"医路坦途"助盲门诊启动仪式。医务社会工作者关切视障人士切身利益,链接广泛的社会资源,共同发动广大志愿者积极应对,广泛参与到助盲导诊中来。“医路坦途”助盲门诊是全国首个帮助视障人士就医的便捷门诊,在卫健委及盲人协会的大力支持下,由医院与信息技术公司、航空公司共同合作推出,由志愿者为视障人士提供一对一全程就医协助,努力构建“视障人士友好就医环境”。

活动名称	活动内容	所需道具
“助盲门诊”预约平台介绍	合作方信息技术公司向与会者介绍“助盲门诊”预约平台。	文件夹、麦克风
“助盲门诊”揭牌仪式	医院领导、残疾人联合会领导共同为“医路坦途”助盲门诊服务站揭牌。	铜牌、红布、立架
志愿者授证	授予接受过助盲培训的志愿者助盲志愿者胸牌。	助盲志愿者胸牌
首批视障患者就诊	在助盲志愿者的陪同下,首批预约的视障患者去各诊室就诊。	助盲志愿者胸牌

(2) 助盲志愿者培训会

- 志愿者助盲技巧培训

为了让助盲志愿者掌握助盲知识技巧,为视障患者提供优质服务,医务社会工作者邀请专业讲师在助盲志愿者上岗前讲解与视障人士有关的专业知识,包括引导技巧、沟通技巧等内容,并了解助盲软件的操作方法,熟悉医院布局、志愿服务流程及注意事项等内容。助盲志愿者在服务过程中,还会定期组织志愿者助盲技巧培训,不断优化服务质量。

- 助盲志愿者成长小组

助盲志愿者在服务过程中,收获了视障患者的肯定和感谢、同伴的鼓励和支持以及助人的快乐。但不可避免的是他们也会遭遇困境,医务社会工作者运用小组工作的专业方法,定期邀请助盲志愿者参与成长小组,通过专业知识解答、互动游戏、经验交流分享、情景模拟等环节,给志愿者们提供一个彼此交流沟通的机会,提升志愿者的服务能力和服务意识,增强助盲团队的凝聚力,创造良好的团队合作。在此列举一些助盲志愿者成长小组。

活动名称	活动目的	内　容	时 间	道 具
自我介绍	1. 加深组员和医务社会工作者之间相互认识和熟悉。	医务社会工作者和组员分别进行自我介绍。（医务社会工作者介绍内容包括姓名及在组中的角色等；组员介绍内容包括姓名、称呼、服务时长和最大收获等。）	10分钟	
制定小组规则	1. 与组员一起订立小组规范，使组员对小组更有归属感。 2. 使小组活动能有序开展。	医务社会工作者邀请组员一起订立小组规范。澄清小组秩序的重要性，规范如手机调静音，发言前先举手示意，说普通话，仔细倾听，积极参与活动等，请组员积极遵守。	5分钟	
默契搭档	1. 活跃气氛，深化组员之间的认识，达到暖场目的。 2. 引导组员观察和思考，在蒙眼的状态下增强对视障患者的感同深受。 3. 让组员了解每个人的分工不同，在充分发挥个人作用的同时，看到每个人的差异所在，相互包容和支持，提高认同感。只有每个人都发挥自身作用，并看到他人的价值，才能达成共同的目标，增强凝聚力。	1. 制定游戏规则。三人一组，分别扮演“眼”“手”“口”，“眼”负责指挥，“手”负责做动作，“口”负责饮食。除了当眼睛的那一位，其他人都要蒙眼。“手”“口”都在“眼”发出的指令下行动，三人不可以有肢体交流。按照规定路线，通过指引配合完成喂食饼干的任务。 2. 医务社会工作者进行示范。 3. 游戏开始前，医务社会工作者先提出需要组员观察和思考的问题，再开始游戏。 4. 在游戏中，医务社会工作者引导组员观察游戏，结合问题关注每个角色的作用和表现。 5. 游戏结束后，回顾问题，请组员发表在游戏中观察到和思考后的看法。	15分钟	眼罩、饼干

续 表

活动名称	活动目的	内　　容	时　间	道　具
助盲知识交流解答	1. 掌握更多的助盲技巧。 2. 帮助助盲志愿者解决助盲过程中的困惑。	1. 由专业讲师进一步讲解正确的助盲技巧。 2. 志愿者交流助盲过程中的困惑，组员分享自己的做法，专业讲师解答。	25 分钟	
情景模拟	1. 让组员学习到一些助盲服务中的技巧和方法，产生新的反思，提高服务水平。	1. 情景模拟：邀请两位组员分别模拟两个情景。 2. 结束后，邀请其他组员分享还有哪些回应方式，他们如果遇到这种情况会怎么做。	25 分钟	
回顾与评估	1. 对本节小组内容进行回顾，深化目标。 2. 获得小组组员反馈。	1. 医务社会工作者带领小组回顾和归纳小组目的和目标，强化主题。 2. 结束本节小组活动，回收评估问卷，预告下节小组活动。	5 分钟	

● 助盲门诊日常运行

每周助盲门诊日开展服务。视障人士可在微信公众号“小桔灯助医平台”内按引导进行注册和预约登记。医院社工部在预约平台查看预约患者信息，及时联系确认就诊时间并对接志愿者全程导诊，同时联系门诊部做好门诊各科室的安排，确保视障人士就医时全程陪同导诊与接诊的顺畅；助盲门诊在固定时间开设，陪同志愿者当天会联系患者，确认就诊时间，并在医院门口等待；接到视障患者后，志愿者一对一全程陪同挂号、看病、检查、付费、取药，贴心告知用药剂量并将患者送至医院门口；记录助盲服务情况，及时了解视障患者就医感受与建议，根据建议及时做出调整。

● 助盲门诊倡导活动

医务社会工作者借鉴社会工作倡导的理论范式，与媒体建立良好的合作，向媒体发出呼吁，期待通过社会倡导，营造关爱残障人士的社会风尚，推动政府层面顶层设计，在政策方面形成有制度性的保障，倡导形成视障人士友好就医环境。

(六) 所需物资

序号	物资	数量	单价(元)	金额(元)	备注
1.	会议室	1	0	0	提前借用
2.	志愿者服装	50	0	0	清点整理
3.	志愿者胸牌	50	5	250	
4.	宣传单张	1 000	0.5	500	
5.	海报	30	6	180	
6.	餐巾纸	100	2	200	
7.	纸杯	20	10	200	
8.	眼罩	4	10	40	
9.	话筒	1	0	0	科室租借
10.	洗手液	1	0	0	已有
11.	卡纸	20	1	20	
合计	1 390				

(七) 风险对策

预计风险	应对方法
视障患者来院路上安全问题。	做好安全须知告知,视障患者来院后安排志愿者全程陪同,不断加强志愿者的专业素养,提高志愿者的服务质量。
视障患者人数众多,志愿者人数不足。	通过网络使得视障人士同医院提前建立联系,医院得以提前分配志愿者资源,减少视障人士来医院时造成的时间浪费或者志愿者不足的问题。

(八) 项目实施

1. 助盲门诊启动仪式

“医路坦途”助盲门诊启动仪式顺利举行,卫健委、残联、盲协、航空公司、信息技术公司及医院领导、视障人士代表、助盲门诊志愿者等共同出席了启动仪式。

与会领导对助盲门诊给予了充分肯定和高度评价，就今后加快推进视障人士无障碍服务建设提出殷切期望，并为助盲门诊志愿者颁发服务证书。启动仪式后，首批视障患者在助盲门诊志愿者的陪伴下顺利就医。视障患者纷纷表示，助盲门诊为他们就医提供了便利，切实满足了他们的就医需要。助盲门诊服务站诚邀更多的爱心人士加入助盲志愿者的队伍，用自己的热诚让更多的视障患者受惠，从中实现和肯定自身的社会价值。

2. 助盲志愿者培训会

(1) 志愿者助盲技巧培训

医务社会工作者邀请"助盲门诊"视障引导指导老师围绕项目介绍、与视障者交流的注意事项、各种场景导盲工作的注意事项三方面展开，指导老师在现场亲自演示，讲解志愿者如何与视障患者沟通、为视障患者服务时的技巧和注意事项。

在培训期间，志愿者一对一地进行导盲体验，用心感受视障患者的生活状态、心理状态以及志愿者导盲工作中遇到的困难。活动现场气氛活跃，在老师的指导下，每位志愿者收获满满地完成了自己的导盲体验。志愿者们切身体会到视障人士在生活中的不安，明白了导盲工作的意义。

通过助盲培训，志愿者们不仅获得了专业的导盲技能知识，更懂得了在助盲门诊中要更多地站在视障人士的立场去助盲。

(2) 助盲志愿者成长小组

助盲志愿者成长小组旨在增加志愿者之间交流沟通的机会，提升助盲志愿者的服务能力和服务意识，增强助盲团队的凝聚力。

在活动中，医务社会工作者引导志愿者们分享自己在服务经历中收获的情感和提升的技能，鼓励他们去体会助盲的作用和价值，相互理解、相互鼓励与支持。医务社会工作者通过情景再现的方式再现志愿者在助盲服务中可能会遇到的情景，引导思考应对策略，从而提升助盲服务水平。所有志愿者都反映通过参加活动他们对助盲服务有了更进一步的认识，增进了志愿者互相的认同和理解，促进了志愿者们彼此的交流沟通，增强了团队凝聚力。

小组的内容/过程	内容分析/工作者技巧分析/工作者感受	组员表现/效果
自我介绍： 1. 医务社会工作者做自我介绍。 2. 组员做自我介绍。	在组员开始介绍之前，医务社会工作者说明了需要介绍的方面，并进行了示范。 医务社会工作者在这一环节是引导者和示范者，做了自我表露，医务社会工作者和组员建立了专业关系。	组员们都很乐于分享自己在服务中的收获，大方表达自己，有组员说到动情之处流下了眼泪，其他组员会给予鼓励和支持，小组成员的关系十分融洽。
制定小组规则： 1. 与组员一起订立小组规范。 2. 补充完整小组规则，向组员强调小组规范。	先请组员们共同制定出部分小组规则，医务社会工作者对组员提出来的规则进行归纳和总结，再向组员提出其他规则，补充成完整的小组规则。 医务社会工作者在这一部分是引导者和倡导者的角色，对小组规范进行整理和总结。 为了让组员能切实遵守小组规范，医务社会工作者再次强调小组规范的内容。	组员们对于医务社会工作者补充的规则认真倾听，并表示认同。
默契搭档： 1. 三人一组，分别扮演“眼”“手”“口”，完成各自任务。 2. 医务社会工作者进行示范。 3. 观察游戏，医务社会工作者引导组员关注每个角色的作用和表现。 4. 游戏结束，引出本次活动主题和目的。	医务社会工作者向组员介绍了活动内容和规则后，进行示范。游戏开始前，医务社会工作者请组员们思考：游戏对助盲服务有什么启发？ 组员们积极参与游戏、配合默契，都成功喂食了饼干。游戏结束后，医务社会工作者通过思考题引导组员们谈游戏的意义和目的。 医务社会工作者在这一环节是引导者、支持者和调节者，对于组员们的需求，医务社会工作者及时给予回应，鼓励组员不断尝试和表达。 游戏不是目的，要透过游戏来传达想要表达的主题和目的，医务社会工作者对于组员的引导可以更深入一些，激发他们认真地思考和体会。	组员们参与度很高，游戏气氛活跃，每一组都搭配得很默契，都能圆满完成任务。对于游戏的意义和目的，组员们也都能有所体会。
助盲知识交流解答： 由专业讲师为大家解答助盲技巧，并解答疑惑。	主要由专业讲师为大家讲解助盲知识，解答助盲过程中的困惑。 医务社会工作者适当自我表露，及时进行小结，鼓励组员相互表达。 当医务社会工作者积极鼓励组员表达的时候，组员也能够很好地回应工作者。	组员认真听讲，小组凝聚力比较高。

续　表

小组的内容/过程	内容分析/工作者技巧 分析/工作者感受	组员表现/效果
情景模拟： 1. 通过让组员情景模拟的方式，使组员学习到一些助盲服务中的技巧和方法，提高助盲服务水平。 2. 情景模拟后，询问每一位组员的感受，思考每一个岗位的作用。	邀请组员分别谈谈对两个服务场景的看法，询问组员是否遇到过类似的情况。组员分享结束后，医务社会工作者总结大家的观点和经验，告知大家遇到此类情况的做法。 医务社会工作者在这一环节是引导者、支持者，对于组员们的需求，医务社会工作者及时给予回应，鼓励组员深入思考和表达。	组员们都非常积极活跃地分享自己的经历和想法。
回顾与评估： 1. 对本节小组活动内容进行回顾，深化目标。 2. 获得小组反馈。	医务社会工作者对小组的内容进行了概括性回顾，邀请组员们参加下一节小组活动。	小组活动结束，大家都乐在其中，有所体会，表示很期待下一节的活动。

(3) 助盲门诊日常运行

“医路坦途”助盲门诊作为全国首个帮助视障人士就医的便捷门诊，不断创新举措，通过“智能预约”、“优先诊疗”、“人文医疗”三大特色为视障人士打造安全、便捷、舒心的无障碍就医通道，构建视障人士友好就医环境。有就医需要的视障人士通过微信公众号进行注册和就医预约登记，提前与医院沟通就诊需求，再预约时间来医院，经过专业培训的助盲门诊志愿者将一对一全程协助就医，确保视障人士就医顺畅，切实帮助视障人士解决普遍面临的看病难题。

医院和信息技术公司合作，自主开发微信公众号“小桔灯助医平台”，视障人士只需在平台上按引导进行注册和登记就医预约信息。医院有序预分配医疗和志愿者资源，确保患者来院后志愿者全程陪同就诊，服务创新实现无障碍医疗。

助盲门诊实现开放科室全覆盖，从患者常去的门诊，如呼吸科、心内科等，到以往被视为小毛小病、能忍着就不去看的科室，如口腔科、皮肤科等，都优先面向视障患者，保证医疗通道的畅通。

在每周的助盲门诊时间，接受过专业助盲培训的志愿者为视障患者提供一对一全程就医协助。患者来院后每一个环节都有志愿者悉心陪伴，关怀备至。除了医院的志愿者服务队伍外，航空公司作为项目的合作方，也将优质服务带入医院。作为服务行业的标杆，志愿者助盲工作对他们而言可谓驾轻就熟，爱心奉献提升了医院医疗服务质量。

(4) 助盲门诊倡导活动

许多知名媒体得知助盲门诊后，对助盲志愿服务进行了报道。电视台对医院的视障患者、志愿者进行了深入报道和访谈，大力倡导形成视障人士友好就医环境。

场景	报道内容	地点	人物
用心服务视障老人	六十多岁的视障患者第七次预约“医路坦途”助盲门诊，成功在医院志愿者的陪伴下前往医院口腔科复诊。 视障老人表示，由于视力障碍加之自己独居，子女不在身边，她以前每次都到迫不得已时才去就医，每次都担心给别人带来困扰，连水都不敢喝，因为还要找厕所。她看到助盲门诊的报道后，第一时间在“小桔灯助医平台”公众号上预约，医务社会工作者提前联系志愿者，安排专人接待，全程悉心陪伴，每次都照顾周到。医生则在约定的时间内做好准备工作，确保专人专诊，让患者到达医院后能第一时间得到帮助完成无障碍就医。老人表示现在真是方便多了，生活质量也提高了。 口腔科医生多次接待视障老人，并全程参与了视障老人种植牙的治疗。种植牙是医院口腔科的一大特色项目，不论技术还是服务都是一流，视障老人在了解这个项目后毅然决定接受种植牙治疗。科室主任对此也非常重视，召开了会议商讨此次种植牙服务，专设团队，给患者完善个性化流程，提供最便捷最满意的服务。 医院口腔科主任接受采访时表示：选择来医院就诊是对医院的信任，医生则要尽力做到不辜负他们的信任，由于患者看不见，在治疗过程中就会对医生产生相比常人更多的依赖感。为了更好地安抚患者，给予患者百分之百的安全感是必要的，如术前告知患者诊断结果、一同商议治疗方案等，让他们有所准备，减少未知的恐惧。	医院口腔科	口腔科主任、视障老人、助盲志愿者

续 表

场景	报道内容	地点	人物
志愿者助盲培训会	培训师开展助盲服务培训,精心指导志愿者助盲服务技巧。 同为视障人士,指导老师更懂得视障患者的体会和需要,深知他们的困扰,不光能给志愿者们带来专业的助盲技术支持,讲解服务的具体要求动作,更能让志愿者们走进视障患者,了解他们的心理。	医院	助盲指导老师、助盲志愿者
母女志愿爱心助盲	志愿者李阿姨和小韩是一对母女。李阿姨是医院的资深志愿者,2012 年加入志愿者团队。女儿小韩曾为 80 后的青年教师,然而,突如其来的眼疾一点点地吞噬了她眼前的光明,直至完全失明。在政府和社会的帮助下她走出眼疾的困扰,并成为本市首名荣获自考学士学位的全盲考生。她的眼睛看不见世界的色彩,但她的心中依旧有着彩色的梦,她想着让众多视障者的生活变得更美好,因此她协助医院链接资源,从受助到助他,积极参与设计项目,和母亲一起用心助盲。 作为母亲,李阿姨觉得自己同样是一名受益者。她怀着感恩社会和政府的心服务视障患者。她常说:“做志愿者后,我逐渐有一种幸福感,因为有人需要我。我送给他们微笑和拥抱,他们净化我的精神和灵魂。”	医院门诊	助盲志愿者、视障患者
温馨陪护全程引导	志愿者一对一全程陪伴视障患者就医,包括入院、挂号、就诊、检查、付费、配药、送出院。	医院门诊	助盲志愿者

(九)项目评估

1. 微观层面

助盲门诊切实回应视障人士所需,为视障患者就医带来极大的就医便利。98%的视障患者对助盲服务非常满意,纷纷表示,以前每次来医院看病都担心给别人带来困扰,连水都不敢喝,因为还要找厕所。现在好了,自从医院开设了助盲门诊后方便多了,志愿者全程陪伴,细心照顾,服务非常周到。

2. 中观层面

“助盲门诊”的推出改变了目前医院缺少引导视障人士就医人员的局面,更好地满足了视障人士的就医需要,解决了视障人士就医难等难题,全面提升视障人士的医疗服务满意度,体现医院对于特殊人群的关心与尊重。

作为市内首家“助盲门诊”具有示范作用，为其他医疗机构在帮助残疾人就诊问题上开辟了一个好的途径。

线上应用软件的开发配合助盲门诊的开展，有利于推动信息无障碍产品技术的研发和推广，鼓励和引导社会力量参与，加快推进视障人士康复服务建设。

3. 宏观层面

助盲门诊的开设证明了整个社会对于视障群体的关爱和呵护，多方合作的模式体现了全社会的文明进步和和谐发展，共同构建视障人士无障碍就医的社会环境。

四、专业反思

（一）在实践中培养提升倡导能力和倡导效果

倡导是社会工作者的最基本的职责和能力之一。合格的社会工作者除了可以运用专业的方法和技术协助服务对象排除各种困扰、提升其自我能力之外，还应该根据当时的情景，为特定的服务对象群体发声，力争某些政策、制度、环境等宏观层面发生相应的改变，从而使之更有利于服务对象的利益或需求。根据社会工作倡导理论，社会工作者可以根据服务对象群体的需求有策略性地进行倡导，突出专业特点。在此理论中，“专有性”和“互惠性”是较为重要的特征。在进行某一倡导时，社会工作者根据每一类服务对象的特点、需求和问题，有针对性地、专门地为此类服务对象进行倡导，倡导的目的、过程和效果只符合此类服务对象，而对于其他服务对象则未必合适，这就是“专门性”。如，在医务社会工作范畴内，医务社会工作者会根据肿瘤患者的需求，向政府有关部门呼吁相关医保政策的倾斜，以满足患者治病用药的需要；或者医务社会工作者会根据院内门诊患者的需求，向医院管理部门提出改善门诊就医流程的意见和建议，以更符合门诊患者的就诊便捷等。这些都是日常工作中较为常见的倡导中的“专门性”，也就是说在工作中，我们必须根据具体服务对象的情况作出个性化的安排，和我们进行个案、小组工作时要求的“个体性”有高度一致性。其次，在进行倡导时，我们必须深入了解服务对象的需求是什么，且确保这些需求是服务对象自己描述和提出的，而不是仅仅依靠社会工作者的观察得到的，换句话说，就是在需求评估和整个倡导过程中，必须有服务对象的积极参与，以保证倡导的有效性，这就是理论中所指的“互惠性”。其实，社会工作服务过程历来强调服务对象参与，这对于确保服务能达成目标、实现有效具有重要作用。个案、小组、社区等专业服务形式或认知治疗、行为治疗和情绪治疗等专业方法都对这一要求有类似的表述。

在“医路坦途”助盲门诊案例中，医务社会工作者在设计整个项目时进行了专门的调研，召开座谈会以掌握视障人士在就医过程中的实际困难和需求，并征询了区、市残疾人联合会和盲人协会的专业意见，再对项目中的某些环节进行调整以便更符合服务对象的特质；在项目实施前期，还组织志愿者进行专项服务培训，介绍协助盲人就诊的相关服务技巧，避免了低级错误的出现。这些过程都体现了“专门性”和“互惠性”特点。

社会工作倡导理论在实施策略中提到了“依据情境与对象”进行倡导的策略，这一实施策略被运用在这一案例中。这一策略所讲述的就是根据特定的场景，结合特定场景中的事物特征，再结合服务对象的特征进行倡导，而不是进行泛泛的、广义的倡导。其实这一策略集中了“专门性”和“互惠性”的理论特质，也较好地体现了项目策划、实施和评估过程中的聚焦。

（二）运用社会结构中的有效资源改善就医体验

在社会结构化理论中，主体和客体的关系是重点讨论的议题。纵观整个理论体系，其表述的要义就是主体和客体之间是相互影响、相互干预的一组关系。有些时候，主体对客体的影响较为明显，这是因为主体具有权力、资源和资源的分配权；有些时候客体对主体也有一定影响力，这是因为客体是资源和服务的接受者，没有客体承载，资源或服务就无法实现分配。在日常生活或日常环境中，这样的关系随处可见。譬如，政府掌握着大量的社会资源，民众通过政府的引导，有秩序地、差异性地接受这些资源的分配和供给，而不是想要就要，想索取就索取；反之，民众可以根据自身需求，对于相应的社会资源的分配和运用提出合理化要求，促进政府部门在分配、传递资源和服务时确保更具科学性。

一般而言，主体作为一个已存在的系统，不是一朝一夕能够改变的，如果确实需要改变，也是一个庞大的工程，需要一个渐进的过程。但是，在系统中突出或加入某些优势环节，就能够暂时满足特定客体，也就是服务对象的需求。譬如，对于老旧公房的改造是一个长期性的工程，受到资金、人力、民意等诸多方面的影响。但是，在老旧公房中加装电梯却能够较为迅速地改变居住在这些老旧公房中的老年人，有效解决他们的出行困难。

在“医路坦途”助盲门诊项目中，医务社会作者敏锐地获知视障人士的就医困难，但也尊重这一困难在整个医疗系统彻底改造前无法根本改观的事实，于是因地制宜，根据现有资源，用加入特定环节和平台的方法，以助盲门诊的形式缓解视障人士的就医困难。这样的举措，既能在不影响现有整体医疗系统的前提下实现视障人士的便捷就医，又能较为迅速地缓解目前的困扰，使视障人士的就医难在短时间内获得圆满解决。

包括医务社会工作者在内的广大社会工作者在服务过程中，常常会有无力感，这是因为很多时候我们发现手中的可供服务对象使用的资源很少，或者很难改变当前的大的格局。其实，换一种角度看问题，考虑怎样在尊重客观事实的基础上优化或重组一些环节和流程，同样能暂时有效地解决很多问题，实现专业的助人目的。

亲子嘉年华项目

一、活动背景

四十年的改革开放使我国的经济取得了举世瞩目的成就，但目前我国也正经历着有史以来规模最大、程度最深、覆盖最广的社会转型与变迁，对党的执政能力也提出了更高要求，顺利度过社会转型期，实现全面建设小康社会的前提是妥当应对现代化经济建设过程中凸显的矛盾和问题。面对这一难题，党在十六届四中全会就已提出“构建社会主义和谐社会”的解决方法，这么多年来一直指引着中国持续向前发展。面对社会转型期这一全新的时代背景，这一方法依旧闪耀着实用光芒。党的十六届四中全会提出建设和谐社会的执政目标，期望实现社会和谐、建设美好社会。作为和谐社会重要组成部分的医患关系与亲子关系显得非常重要，因此聚焦于构建和谐医患、亲子关系的嘉年华系列活动积极作为，为构建和谐社会、全面实现小康社会目标贡献力量。

亲子关系是人来到世界上最先接触到的，并伴随人的一生。和谐的亲子关系非常重要，它会帮助子女形成健全的人格，促进身心的发展，也会为子女今后的人际交往奠定良好的基础，并有利于构建良好的家庭氛围，而亲子关系不和谐则会带来反作用。随着社会发展新旧观念的更迭，亲子关系面临严峻挑战，出现亲子间缺乏沟通、代际差异大、适应不良等问题。并且疫情期间孩子与家长长期相处，很多矛盾浮现，在特殊时期如何构建和谐亲子关系成为了焦点话题。

紧张的医患关系事实上是紧张社会关系的突出表现，在医疗场域中医护人员占据支配位置。但随着观念转变，患者的自我保护意识越来越强，两者之间的矛盾导致医患关系紧张，另外医疗的高风险性与患者的高期待之间也具有不可调和的矛盾，以及医疗市场化的现实与传统观念里对医院医生责任要求之间的冲突，导致医疗纠纷的多发。此外，医疗体制改革后医院的工作重心偏向经济创收，再加上我国人口众多、医疗资源紧缺等现实情况，导致医护人员每天面临着高强度的工作和巨大压力，无暇回答患者的疑问和作必要声明，或者缺乏沟通意识，也容易引发医患纠纷。另一方面，患者及家属对医学一知半解且对医生不信任，认为医生多开检查、多开药、开贵药而心生抱怨。医学发达了患者家属就认为医生无所不能，在遇到患者死亡情况时，家属会认为是医院没有尽全力进而产生纠纷。因此，医患矛盾的主要原因是沟通渠道不畅通，为医患提供沟通平台和沟通技巧的服务需求迫在眉睫。

通过实践观察以及儿科医护人员的反馈发现，医院儿科的患儿与家属在就医过程中出现亲子、医患沟通障碍，造成患儿家长就医体验差，如就医等候时间长、孩子哭闹等，可随时引爆亲子与医患矛盾，因此改善医患、亲子之间的沟通模式，建立和谐亲子、医患关系势在必行。在此背景下，专注于设计亲子、医患互动活动，让彼此通过协作沟通拉近距离，帮助构建和谐亲子关系和医患关系的嘉年华活动便应运而生。

二、理论基础

（一）沟通行动理论（The theory of communication action）

1. 沟通行动理论的背景

沟通行动理论是德国著名哲学家尤尔根·哈贝马斯提出的，由于他的思想庞大而深刻，因此他被誉为“当代最有影响力的思想家”，威尔比称他为“当代的黑格尔”，由此可见哈贝马斯在西方学术界的地位非常高。随着西方资本主义的发展，社会对人的剥削不再是以赤裸裸的劳动剥削，而是无声无息式地掠夺人心。时代的进步让人们越来越向往金钱带来的自由和快乐，功利和欲望充斥着人们的生活，人们看似自由实则被无形的等级、歧视所困顿。社会学家韦伯针对经济发展对社会造成的巨大冲击，表达了他的担忧并提出西方社会的理性化困境，即经济发展给人们带来物质享受的同时，也带来了很多矛盾与问题，很多社会学家认为人们永远无法解决这个两难困境。在此背景下，哈贝马斯提出了沟通行动理论，即人们可以以语言为基础，以生活世界为场域进行沟通行动进而能够解决这一困境。

2. 沟通行动理论的主要内容

哈贝马斯的沟通行动理论强调两个及以两个上主体之间的互动，因为个人的行动是社会性的，是需要和他人互动的，而非个体的。只依据行动者自身的互动来评价社会行动是否合理具有片面性，主体间的互动是让社会行动变合理的重要因素。

最主要的沟通行动是言语行动，言语行动是两个以上的行动者，以语言为中介，以相互沟通和理解，达成协调一致与共同合作为目的的行动，尤其是为了共同目标而进行的有效辩论。言语辩论是否有效有四个判断标准：可领会性要求，即你的语言要通顺且简单易懂；真实性要求，即你的言语必须是客观的；真诚性要求，表达自己观点时态度要真诚；正确性要求，语言表达需符合道德规范。

理性讨论，做到可领会要求并不难，但要构成沟通行动，还需要行动双方互相承认这些要求，对方也一样，这是沟通理性的一种表现。当真实性和正确性受到质疑时，需要辩论者寻求更加优秀的论据，通过理性讨论取得相互理解，与对方达成统一观点。

沟通行动与生活世界关系紧密。生活世界中有不同主体存在，他们拥有着庞大且不完全相同的社会文化背景，包含文化、社会和人格这三种结构性因素，随着人类的发展这三种因素逐渐独立并实现了内容和形式的分离，也就是说理性的反思代替了权威和传统文化成为沟通的基础。文化是人类共享的知识系统，从而使相互理解性的沟通成为可能；社会是指合法的社会秩序，为沟通行动提供环境基础；人格是沟通行动参与者所具有的语言能力和行动能力。

生活世界的理性化过程表现在三个方面：生活世界结构上的区分、形式上与内容上的分离、符号再生产过程中，理性的反思代替了权威和传统文化成为沟通的基础，生活世界的理性化代表着人与人之间的沟通和交往通过理性讨论多于受权威的制约。正是因为社会的理性化是在生活世界和系统两个层次同时展开的，才会出现两难的现代化困境。沟通行动与生活世界关系紧密，沟通行动是在生活世界内发生的，生活世界为沟通行动提供了可能。

随着社会的进步，一方面人们的理性和自主性在不断增加，另一方面系统对人的制约也在不断加强,生活世界的殖民化就是很明显的例子,当原本属于私人领域和公共空间的非市场化和非商品化的活动被市场机制和科层化侵蚀时,人们倾向于把周围环境包括他人均当做是达到个人目的的工具,金钱和权力代替了语言沟通,随之而来的就是各种矛盾和问题。

3. 沟通行动理论的评述

哈贝马斯期望通过这一理论使人们得以摆脱社会理性化两难的困境,极大弥补了行动理论上的不足,但是这一理论也存有很大缺陷,哈贝马斯对沟通环境的要求很高,理想化色彩浓厚,他所期待的言语情景是超越现实的,很难实现他的沟通行为理论;另外,哈贝马斯非常强调言语的重要性,如果想要真正解决社会理性化的两难困境只凭借语言和沟通往往是不够的,需要经济基础和上层建筑的不断发展完善做支撑,需要社会各个群体的共同参与努力。简言之,哈贝马斯的沟通行为理论的确存有不足,但瑕不掩瑜,他的理论为当下社会难题的解决提供了很大借鉴意义。

4. 理论运用

沟通行动理论认为社会矛盾产生的根本原因是人与人之间没有实现真正的有效沟通、人与人之间对话的协调性没有形成。另外,沟通行动理论对沟通环境的要求很高,希望在自由且平等的环境下沟通,即沟通双方抛开各自的身份与职业,不带有任何光环,并且沟通双方均具有真诚沟通的意愿,不受任何外力强制。

但在现实生活中,亲子沟通与医患沟通均是建立在各自的角色关系之上的。父母经常以成年人自居,以经验比你多、权力比你大为由并冠以爱的名义要求孩子听话服从。医患关系亦是如此,在中国传统文化中,医生被称为患者的"再生父母",将医生放置于"救世主"的崇高地位,而患者则处于被动、被支配的从属地位。医生拥有专业知识权威,是为了更好地治病救人,而不是成为颐指气使的资本。由此可知亲子与医患之间的沟通并不是哈贝马斯所谓的有效沟通,也不具备其所期待的沟通环境。

面对以上情况,若想建立和谐医患、亲子关系,显然是要改变两者之间的沟通方式。承担着医院文化建设和促进医院良性运作职责的医务社会工作者可运用专业知识方法,分别在医疗、家庭场域内淡化医生、家长的角色感,使两者养成相互理解、相互尊重、平等沟通、坦诚交流的沟通模式,在此基础上进一步协调每一个个体的行为，促进社会合理化的形成，为和谐家庭、和谐医院、和谐社会的创建贡献力量。

（二）心理与社会学派理论（Psychological and social theory）

1. 心理与社会学派理论的背景及介绍

心理社会学派理论发展于20世纪20年代，早期以心理动力学为基础，将服务对象的问题诊断主要集中在早期的生活经验和创伤，也强调个人防御机制在自我发展过程中起到的作用，因此早期该理论认为个体的修复功能要大于环境改变所带来的作用。心理与社会学派最早可以追溯到玛丽·里士满的《社会诊断》一书，之后由于受到其他理论的影响该理论发生了重大变化。1937年在汉密尔顿《个案工作基本概念》一书中对其做了系统阐述，至此心理与社会学派个案工作才算形成。之后由哥伦比亚大学的霍利斯教授将此理论观点发扬光大，成为个案工作常用的模式之一。他在《个案工作心理社会治疗法》一书中提出："个人生活功能的丧失或不良是由求助者的内在和外在因素共同导致的。"

心理与社会学派是一种将服务对象的心理状态、心理过程以及其生活的社会环境统一起来共同考虑的工作方法，会形成对服务对象整体、全面、深入的认识。一方面可以增加社会工作者对服务对象的认识，另一方面也可以增加服务对象的自我认知，运用优势视角发现服务对象平常不易被察觉的闪光点，从而增加其信心。该理论认为人们的行为是可以预见的，并且后天的环境可以对人的行为产生重大影响和改变；在分析服务对象的问题时，要深入挖掘服务对象的过去和历史创伤。这种认识方法能够很好地帮助社会工作者找寻服务对象问题的根源，有利于帮助服务对象更好地解决问题，实现更好成长。

2. 心理与社会学派的理论基础

心理与社会学派具有很强的包容性，这一个案模式的形成整合了各个学科的理论精华，如心理学家弗洛依德的精神分析理论，社会学的角色和学习理论以及人类学的系统理论。

（1）精神分析理论（Psychoanalytic theory）

精神分析理论是弗洛伊德在19世纪末20世纪初创立的，该理论是现代心理学的奠基石，对心理学以及多个学科的后续发展影响深远。该理论认为人的意识分为潜意识、前意识、意识，三者分别代表了不同的层次，因此被称为是精神层次。前意识就像是露出水面的冰山，需要特定的事和物才能被唤醒。意识是指能够被自己察觉到的心理活动，而潜意识是指被压抑的欲望无法被个体察觉，一般是长存于下意识这个层面，但当个体放松戒备时，如醉酒、昏迷、睡眠等偶然情况下会不自觉地出现在意识层次里。

关于人格的结构，弗洛伊德认为人格结构包括本我、自我、超我。本我是一切心理能量的来源，它遵循快乐原则，不理会社会规范与道德，只遵循自己的内心无拘无束，通常个体是察觉不到本我的存在的；自我即是我自己，它遵循现实原则，主要的任务就是寻找本我与超我之间的平衡，既要使本我的冲动得到满足，又要保护个体不受外界伤害，是一种个体能够察觉、判断或感觉的意识；超我是人格结构中最理想的一部分，是个体在成长的过程中不断将外界的文化道德价值观持续内化的一种意识，遵循的是道德原则。它的功能主要是监督、批判、督促个体行为，期待得到他人的赞美。

关于性本能，弗洛伊德认为它是人类所有精神活动的起源，这一点也是弗洛伊德众多理论中最受非议的一个。他将人的性心理发展划分为五个阶段，分别是：口欲期、肛门期、性欲期、潜伏期、生殖期。比如刚出生的婴儿，会通过嘴巴吮吸乳头获得快乐就叫口欲期，慢慢长大学会自主控制大小便，这个叫做肛门期。弗洛伊德认为对人格形成起到绝对重要作用的是早期的前三阶段，人之所以陷入困境的原因有三个，其中一个即是因为个体在早期的需求未得到满足，根据他划分的心理阶段可知，每个阶段对应的需求均不同，后期出现的心理冲突大都可追溯至早年的创伤经历。

最后一个主要的观点是防御机制。当超我与本我发生矛盾冲突时，个体会产生痛苦、焦虑等情绪，心理为保护个体会调整双方的冲突，使两者达到和谐，这就叫防御机制，它包括压抑、否认、投射、退化、隔离、合理化、补偿升华、幽默、反向形成等多种类型。如果运用得当，它可以很好地保护个体不受伤害，但若是过度使用会引发焦虑、抑郁等不良心理情绪。

(2) 人在情境中理论(Person-in-environment)

人在情境中理论承认了人同时拥有内部心理世界和生活在外部社会环境中的世界。这一观点要求社会工作者在考虑服务对象的情况时要将其放置在情景中才能找到解决方法，其中“人”是指个体内在的心理体系、人格发展及自我功能；“情景”是指个体外在的社会支持网络、物质环境等。在人与环境交互影响的过程中，任何部分的改变都将会牵动其他部分的变化，如此不断交互影响、模塑，最后达到平衡状态，并且人、情景以及人与情景的互动过程是该理论的核心概念。运用这一理论能够正确、全面预估服务对象的需求，还能够更有针对性地“下药”。

人在情境中的观点有两个。首先，是将服务对象的心理状态与生活环境相结合，重点是要明白人与环境的互动关系。这个观点可以帮助社会工作者在预估服务对象的需求时，将其放置在环境中，以服务对象为重点，对其周围的家庭、学习或工作、社会情境进行了解，由此找出服务对象出现问题的原因。其次，环境对服务对象的确是有重大影响，但并不是环境就决定了一切，不要忽略个体对环境的改变，在引导服务对象努力适应环境的同时鼓励他们勇于改变不良环境。

（3）系统理论(System theory)

系统理论也是心理社会治疗模式理论体系的重要组成部分，社会工作者可以和服务对象一起探索其目前的社会支持网络，包括正式和非正式的社会支持系统，也包括潜在的和显在的社会支持系统，每一个系统之间都是相互作用的。

系统理论认为案主的问题是由于“生活中的问题”所造成，“生活中的问题”涉及个人所处的环境，源于个人与系统之间互动的不协调，亦即调和度不佳，主要分为困难的生活转变与创伤的生活压力事件、环境的压力及人际过程的失功能三部分。

系统理论将人与环境的互动分为三个层次的系统—微观、中观与宏观系统。一是微观系统，比如个体的内部心理，它会对人的行为产生直接影响；第二个是中观系统，是指各微观系统之间的相互关系，比如家庭、学校、社区，或者同辈群体；第三个是宏观系统，关系到社会政策、宏观社会结构等。三个系统之间互相影响，并解释了不同层次系统下如何影响人的行为。

但总体而言，系统理论强调维持社会现状与社会秩序，谋求社会共识和社会团结，以增进个人满足，为此，系统理论被归类为个人主义—改良主义的观点，社会工作介入的焦点在于协调个人内在动力与外在环境的改善，侧重于改变环境。系统理论因比较强调个人与所在环境的相互依赖以及双向交流性质，与当代社会工作发展较为相符，视角更为整合，但因为该理论强调服务对象主动去适应环境，而忽略结构中不友善环境的压迫及歧视对待，为此系统理论一直到20世纪80年代才关注到社会压迫和权力关系的议题，这些议题在增权理论中都有所发展。

系统理论的介入目标包括增进个人胜任能力以及聚焦于加强或建立社会支持而介入环境的层次，以达到人和环境之间的调和度。在介入策略层面，生态系统并无特定的介入方法，而是采取整合的介入策略，一旦确定其问题发生的环境系统层次，则任何适用于该系统的社会工作方法与技巧皆可以采用，并不特别限定于专门的方法，是比较强调整合的实务观点。

3. 心理社会学派的实践应用

心理社会学派在社会工作实务当中的应用十分广泛，如介入神经性厌食症患者、癌症患者家属以及失业青年等，将介入方法总结归纳为两大类，分别是直接治疗与间接治疗。

心理社会学派强调自我功能及社会环境的影响。从“生理—心理—社会”三个层面考虑一个人成长的因素及其相互之间的交互作用。为此，除了解决当前问题，亦强调个人的健全成长，增进其社会功能。其一般性目标为满足服务对象的需要，协助服务对象应付其所面对的困难情景或问题，增加服务对象的一般社会功能，增加实现服务对象目的及期望的机会与能力。

介入策略则包括直接治疗以恢复个人自我功能，间接治疗以修正环境。但在该理论对环境的修正上，认为只有当服务对象已无法通过个人的控制能力适应环境时，才会考虑环境改善的间接治疗方式，所以心理与社会学派该理论在面对服务对象的问题时，更强调个人自我功能的恢复。

(1) 直接治疗

直接治疗是指社会工作者直接对服务对象所采取的治疗和辅导，主要包括反思性治疗和非反思性治疗。前者在实务中的具体做法是，接案前期社会工作者会通过鼓励、接纳、同理等技巧与服务对象建立良好关系，对其所遭遇的困境进行预估并引导其宣泄不良情绪，为之后的介入奠定良好基础；之后，社会工作者运用人在情境中和心理学知识所组成的反思性治疗方法帮助服务对象找到问题的根源并积极寻找应对方法；最后社会工作者运用建议、链接资源、赋权等技巧帮助服务对象挖掘潜能摆脱困境。

（2）间接治疗

心理社会治疗模式认为，人的行为与周边的环境有着千丝万缕的关系，环境能够影响人的行为，同时行为也能改变周边环境，两者是双向互动过程，因此心理社会治疗模式的间接治疗着重于改善服务对象的周边环境，例如完善服务对象的社会支持网络、通过社会倡导减少社会结构对个体能动性的制约等，这就是心理社会治疗模式的间接治疗方法。在实务介入模式中直接治疗与间接治疗往往是联合使用，没有明确的阶段性区分，并且每个个案都具有独特性，因此社会工作者在实际应用时还需具体情况具体分析。

4. 理论运用

心理社会学派理论的核心观点是认为人格是由本我、自我、超我构成的。人们在与他人沟通时，很大程度上会显示超我这一部分，以满足他人对自身的期待。然而这一做法会掩盖自身最真实的想法，往往带有很强的表演和防御倾向，这会阻碍亲子、医患之间的顺畅沟通。因此营造坦诚、真诚的沟通氛围成为了实现有效沟通的第一要义。

心理社会学派理论中的“人在情境中”再次证明了沟通环境、方式等外在因素对沟通效果产生的重要影响。在医疗和家庭场域内医患、亲子之间的沟通环境并非理想，再加之不平等、不坦诚的沟通方式使他们之间的沟通效果较差。基于此，医务社会工作者可通过亲子互动游戏营造轻松、自由、活泼的沟通氛围，使患者、孩童放下紧张和戒备心理，为实现有效沟通提供良好情绪状态。再通过角色扮演、情景模拟等方法提高双方学习倾听、换位思考、接纳等沟通技巧，最终习得坦诚、平等、耐心的沟通方式。

心理社会学派理论中的“系统理论”强调部分对整体的重要影响，并强调个人要主动改变去适应宏观社会结构。我们人人往前一小步，社会往前一大步，在创建和谐社会的大背景下，生活中还有很多不和谐现象的发生，我们要通过个体主动习得的良好沟通方式促进和谐家庭、和谐医院的建立，进而推动社会大环境的和谐。

三、项目简介

（一）目标

1. 短期目标

项目活动使亲子接触增加、亲子协作能力提升、亲子感情升温，形成亲密的亲子关系和亲近的医患关系。

2. 中期目标

使亲子、医患之间拥有有效的沟通方式，实现家庭稳定和医院和谐。

3. 长期目标

促进和谐医患关系与亲子关系的形成，共创和谐社会。

（二）时间

2017 年 6 月起

（三）地点

医院广场

（四）参与人员

1. 服务对象

近三个月内在医院儿科就诊的 3—6 岁儿童及家长

2. 工作人员

医务社会工作者、儿科医护人员

（五）项目策划

1. 准备阶段

（1）项目宣传及服务对象招募

服务对象的招募由社工部与儿科共同完成，向住院患儿及门诊患儿进行口头招募，通过拨打出院患儿家庭电话进行招募。通过在医院网络平台发布相关信息来扩大项目宣传，此外还制作了海报，通过微信朋友圈的宣传方式进行招募。

（2）所需物资

活动所需物资由社工部、儿科共同筹集。

2. 实施阶段

〔第一次活动策划〕

- 活动主题:“大手牵小手”亲子嘉年华
- 活动日期:××年××月××日 15:00—16:00
- 活动目标:增加亲子接触、培养亲子协作能力、增进亲子感情。
- 活动地点:医院广场

活动名称	活动目标	活动内容	活动时间	物资
合唱	暖场	《半个月亮爬上来》《阳关三叠》。	8分钟	合唱台、音乐(音响)
我型我秀	入场	医护人员、家长和小朋友一起走入场内(播放入场进行曲)。	5分钟	
温情瞬间	留住美好时光	合影留念,参与活动的亲子在背景板前合影记录美好时光。	10分钟	大型卡通背景板
酸酸甜甜就是我	增加亲子之间的默契	宝贝给家长喂酸奶,家长不能用手只能用嘴,由小朋友手持酸奶喂家长,家长用吸管吸,最先喝完酸奶的组合获胜,第一名的亲子组合可以获得小礼品一份。	5分钟	小礼品一份;瓶装酸奶10瓶
小小搬运工	培养亲子协作能力	搬运乒乓球,由家长抱着小朋友,小朋友拿着勺子把乒乓球从起点的大篮子运到各自的小篮子里(若中途乒乓球掉在地上,要捡起放到勺子上继续前行,从哪掉落就要从哪里继续开始)。活动结束后,篮子里乒乓球数最多的一组可获得一份精美礼品。	15分钟	勺子10个、乒乓球100个、1个大篮子、10个小篮子、精美礼品一份
小小领路人	增加亲子之间的协作能力	爸爸或妈妈和小朋友站在起点处,游戏开始后爸爸或妈妈戴上眼罩,小朋友牵着爸爸或妈妈走S形路线,走到终点后瓶子不倒且用时最短的一组获胜。	15分钟	矿泉水20瓶,摆成两条S形路线;两个眼罩

续 表

活动名称	活动目标	活动内容	活动时间	物资
爸爸妈妈去哪了	增进亲子感情	分四组进行,小朋友蒙上眼睛,由工作人员带领,摸五位家长的手。如果小朋友认为手的主人是自己的家长,就站在这位家长身前,等所有孩子都找到自己家长后,小朋友们摘掉眼罩,并和自己的家长拥抱。	10分钟	眼罩
我们眼中的彼此	增进亲子感情	小朋友在纸浆面具上画上自己家长的样子,家长也同样需要画出心中的孩子,作品完成后,亲子给彼此戴上面具并合影。	15分钟	纸浆绘画面具10张、彩色蜡笔10套、相机或手机、桌椅10套
合唱	宣告活动接近尾声	《雪花的快乐》《海豹摇篮曲》《月亮代表我的心》	8分钟	合唱台(阶梯)、音乐
我们的全家福	合影:拍集体照	宣布活动结束,活动参与者和工作人员合影留念。工作人员为每组亲子发放小礼品。	5分钟	相机或手机、小礼品

〔第二次活动策划〕

● 活动主题:"乐暖童心"亲子嘉年华

● 活动日期:××年××月××日 15:00—16:00

● 活动目标:患儿与家长通过观察学习,深入了解医护人员的日常工作内容,通过角色代入体验医护人员工作的辛苦与不易,改变以往对医护人员和医院的刻板印象,拉近医患距离,改善医患关系。

● 活动地点:医院广场

本次嘉年华的策划是依据影像发声法(Photo voice),主要是让报名参加本次活动的小朋友在家长和志愿者的陪同下,在医院内部拍摄有关医院和医护人员工作的照片,通过照片和小组讨论来反映他们眼中的医院和医护人员是怎样的,这些拍摄来的照片被用于医患关系这一议题的讨论,希望通过这一活动改变小朋友及家长对医院和医护人员的刻板印象,另一方面也希望借助此活动了解儿童与家长对医院的改进建议，有利于推动医院的制度改革和人文建设。

活动名称	活动内容	时间	物资
1. 招募参与者	通过医院平台发布招募信息，在门诊通过询问前来就诊的患儿及家长实现招募，设计海报发朋友圈开展招募。	活动前两周进行招募	
2. 签到、发放拍立得	活动参与者在大厅活动展板签字、拍照合影留念，并领取拍立得。	15 分钟	展板、笔
3. 确定重要议题	医务社会工作者对议题的来由进行简单介绍，通过实际观察、查阅文献以及与医护人员、患儿家属交谈后发现医患之间存有沟通障碍，已经严重影响到了家长及患儿的就医体验，最终决定以患儿及家长对医院、医护人员的印象作为主题来实施影像发声法。	10 分钟	
4. 设定目标	在确定主题后，还需要围绕主题设定具体的目标。 (1) 我心中医院的样子与我实际接触到的医院是否一样； (2) 是否喜欢医生护士；喜欢的原因，讨厌的原因； (3) 当你要看病打针的时候医生护士怎么做你才不会感到害怕； (4) 让孩子通过照片和自己的声音向社会倡导，关心和改善医护人员的工作现状，呼吁社会大众能够给予医护人员更多的理解与配合。	15 分钟	拍立得 20 个、大白纸 1 张
5. 培训操作方法	小朋友家长签署知情同意书，现场开展培训操作，由工作人员讲解拍立得的使用方法，介绍如何取景等。	15 分钟	同意书 20 张
6. 明确拍摄任务	为了让参与者了解医护人员的日常工作内容，规定每位参与者在 1 小时内拍摄 10 张及以上照片，拍摄对象是医护人员和医院。	1 小时	

续 表

活动名称	活 动 内 容	时 间	物 资
7. 照片分享会	在分享会上医务社会工作者通常会问以下几个问题： 请问这张照片里的人在做什么？这张照片背后的故事是什么？ 你拍摄这张照片的原因？这张照片你想要表达什么？	30分钟	白板、笔
8. 制作摄影集，扩大宣传	将照片进行整理归类，并配文字说明，后续将其制作成摄影集，放到医院的官方网站或者宣传栏，推动改变社会人士对医院和医护人员的刻板印象，呼吁社会关爱医护人员，推动崇医尚医氛围的形成。		
9. 全家福	活动参与者与工作人员合影留念。	10分钟	相机

〔第三次活动策划〕

● 活动主题："童音汇"线上儿童钢琴演奏会

● 活动日期：××年××月××日 19:30—20:30

● 活动目标：愉悦孩童身心，用琴声传递对父母的感恩和对医护人员的敬意，由此让亲子关系更紧密，医患距离更亲近，提升社会和谐。

● 活动地点：腾讯会议 APP　ID：994907974

活动名称	活 动 内 容	时 间	物 资
1. 开场白暖场	来自钢琴教室的教师致开场白。	8分钟	主持稿
2. 活动宗旨、背景介绍	为了使与会人员更多了解活动信息，医院领导为大家做活动背景介绍。	5分钟	发言稿
3. 钢琴演奏，表达对医护人员的敬意和对父母的感恩	主持人宣布线上音乐会正式开始，接下来掌声欢迎第一位登台表演的王朝小朋友，他为大家带来的曲目是轻快活泼的钢琴独奏《爆玉米花的人》。演奏完毕黄老师进行点评，点评结束家长拿出儿科事先已为孩子邮寄到家的惊喜礼物，接下来的活动所有小朋友均按照这样的流程依次进行。	10分钟	

续 表

活动名称	活 动 内 容	时 间	物 资
钢琴演奏	钢琴独奏欢乐的《儿童联欢会》 钢琴独奏经典儿歌《小星星》 钢琴独奏充满温情的《很久以前》 钢琴独奏广为流传的《小步舞曲》 钢琴独奏轻快活泼的《在阿尔卑斯山上》 钢琴独奏充满童真乐趣的《啄木鸟》 钢琴独奏热情洋溢的《部落舞》 钢琴独奏激情昂扬的《马车绕山奔驰》	40 分钟	
主任寄语	医院儿科主任表达对儿童的关切，希望能利用专业知识助力孩子们健康成长。	5 分钟	发言稿
致辞	对演出的小朋友、家长、领导的支持以及观众致谢。	5 分钟	
全家福	线上大合照	3 分钟	

(六) 所需物资

序号	物 资	数 量	单价(元)	金额(元)	备 注
1	合唱台	1	500	500	
2	背景板	1	200	200	提前制作
3	勺子	10	2	20	
4	篮子	10	3	30	
5	矿泉水	20	2	40	
6	眼罩	2	5	10	
7	面具	10	3	30	
8	蜡笔	10	10	100	
9	小礼品	10	5	50	
10	拍立得	20	70	1 400	
11	大白纸	1	5	5	
12	白板笔	5	5	25	

续 表

序号	物 资	数 量	单价(元)	金额(元)	备 注
13	知情同意书	20	1	20	
总计	2 430				

(七) 风险对策

预 计 风 险	应 对 方 法
1. 因为是户外活动,所以天气因素尤为重要,如果遇上下雨天医院广场将无法开展活动。	若是下雨天,活动改在1号楼大厅举行。
2. 在活动过程中,游戏时服务对象太投入,会超出预计时间。	主带医务社会工作者在实际操作时要灵活掌握时间。
3. 担心有小朋友信号不稳定影响演出。	演奏会前一天进行预演,测试信号状况。
4. 手机拍摄角度不够好,影响演出效果。	预演时固定好位置并做好标记,到了正式演出就按预演时的位置。
5. 担心主持人出现断网掉线的突发状况。	两位主持人在开演前进行完整的彩排并设置联席主持人,保证能够顺利应对突发状况。
6. 家长找不到演出入口,不懂如何操作。	编辑进入路径和操作步骤的信息并发送至家长群,叮嘱家长提前进入直播间,有问题可直接联系主持人解决。

(八) 项目实施

1. “大手牵小手”亲子嘉年华

2017 年 11 月 2 日下午,由医院社工部与儿科共同筹办的“大手牵小手”亲子嘉年华活动在门诊广场顺利举办。有 14 对儿童及家长参与本次活动,他们均是近三个月以来在本院儿科就诊的 3—6 岁儿童及儿童家长。

(1) 合唱暖场及入场签名合照

活动内容:音乐是营造欢乐气氛的最好工具,本次亲子嘉年华活动在两位大学生志愿者的美妙歌声中拉开了帷幕,入场的家长与小朋友们在展板前写下自己的名字,并合影留念记录下美好的瞬间。医务社会工作者在演唱结束后简明扼要地介绍了本次活动的主要目标并预告了下一环节的活动内容，在场的小朋友和家长对接下来的活动充满了期待。

现场氛围：活动现场气氛很活跃，由于是室外场地，而且活动地点临近马路，所以环境有些嘈杂，现场活动秩序有些混乱。

（2）亲子喂酸奶游戏

活动内容：中国的父母和孩子在表达爱与关怀时是含蓄的，所以活动伊始可以借助简单好玩的小游戏拉近亲子间的距离，为后续活动的开展热身。活动规定，孩子给家长喂酸奶，家长不能用手只能用嘴，由小朋友手持酸奶家长用吸管吸，最先喝完酸奶的亲子组获胜。

现场情况：现场气氛紧张，有些亲子组合过于求快但因缺少默契再加上着急，速度自然是比别人慢了不少。一开始有很多亲子遇上了默契不够的问题，但随后却出现了不一样的结果。比如，有些亲子组合积极沟通互相配合，把落下的时间赢了回来，但有些亲子组合开始互相责备，有家长嫌弃孩子动作迟缓，也有孩子对家长的指挥心生不满。

使用技巧：在活动结束后，医务社会工作者引导亲子们讨论如何才能高效喝酸奶，并邀请大家分享答案。在这里医务社会工作者运用了最基本的互动技巧，用直接简单的语句告诉他们在特定时间内需要完成的任务，有利于带动亲子们的积极性，而且能够意识到亲子之间语言沟通、尊重平等的重要性。

（3）亲子协作搬运乒乓球游戏

活动内容：游戏难度在逐渐升级，小朋友手持勺子把乒乓球从起点的大篮子运到各自的小篮子里，如果途中球掉落，从哪里掉落就要从哪再开始，非常考验亲子间的协作能力。

现场情况：因为乒乓球很轻，勺子又很小，小朋友的身体平衡性不够好，球很容易掉落，甚至刚走几步就掉一次，多次掉落后不免有些灰心丧气，眼巴巴地向家长求助，等在对面的家长又急又无奈，有的甚至去帮孩子运乒乓球，最终因违反规则被一旁的志愿者劝回。

使用技巧：医务社会工作者邀请亲子协作比较默契的家长分享心得，把此心得总结提炼成经验，并运用建议的专业技巧进行正强化，当孩子遇到挫折时家长应该多鼓励多引导而不是代劳，家长要给予孩子尝试、挑战、突破自己的机会。

(4) 小小领路人游戏

活动内容:由亲子自由决定谁戴眼罩谁领路,站在起点处领着戴眼罩的人通过由矿泉水瓶摆成的S形路线,走到终点后瓶子不倒且用时最短的一组获胜。

现场情况:现场比较多的家长选择领路,少数家长选择由孩子带领戴着眼罩的自己通过曲线,也存在犹豫不决无法分配任务的亲子。

使用技巧:医务社会工作者将问题聚焦于多数家长选择领路而不选择戴眼罩的原因,并对家长的回答进行澄清,医务社会工作者给予参与者真实、真诚、清楚的反馈具有重要意义,因为这样可以协助参与者意识到良好亲子关系的基础是亲子间的双向信任,家长应该对孩子能够把戴着眼罩的自己护送至终点这件事充满信心。医务社会工作者看到参与者的不良行为后要即刻处理,事后再处理不利于参与者新的正向行为的养成。最后家长也应该多让孩子去体验不同的角色和经历,对孩子的成长也有很大的帮助。

(5) 蒙着眼睛找爸妈

活动内容:孩子蒙上眼睛后需要在规定时间内,通过触摸手来辨认自己的爸妈,确定后就在家长的面前站定,等待答案揭晓。

现场情况:假如这个活动调换一下位置,让家长蒙眼去找孩子的话估计会是另外一种结果。很多小朋友找错了家长,现场的家长颇为心酸无奈。其中也有萌娃萌事儿,比如小朋友摘下眼罩发现自己选错时羞愧难当的表情,使现场的快乐加倍。

使用技巧:游戏是社会工作者的有力工具,通过找错爸妈这一情况,发现小朋友其实对自己爸妈的关注和了解与爸妈对孩子的了解关注是不对等的,著名作家龙应台在《目送》中写道,所谓亲情不过是一代复一代的辜负,因此告诫家长也提醒孩子,不可将亲情的天平过于倾斜,爱得刚刚好才是最好的亲子关系。

(6) 我眼中的爸妈

活动内容:小朋友和家长分别在纸浆面具上画出自己心中对方的样子。

现场情况:小朋友的创造力满满,他们笔下的家长画像很抽象,如眼睛瞪得像铜铃,是生气时候的妈妈;爸爸的嘴巴紧紧闭着,这是检查作业时的爸爸。家长笔下的画像充满了阳光、笑容，能体现出家长对孩子的美好期待。

使用技巧：画画作品往往带有很强的个人色彩，且每个人关注的点和角度都不同，所以画画能映射出个体的情绪和内心世界。在孩子的心中检查作业时的爸爸很严肃，生气时的妈妈很凶，而家长笔下的孩子却尽显美好，彼此之间的差异让家长明白要多与孩子沟通，及时了解孩子的想法与情感。

(7) 合唱、合影留念

到了合唱、合影环节时活动已接近尾声，参加活动的小朋友及家长与医护人员、学生志愿者们一起度过了愉快的下午，相信通过本次活动将会使亲子关系更亲密，医患距离变更近，和谐亲子关系与医患关系共同构建和谐社会！

2. “乐暖童心”亲子医护嘉年华

×年×月×日下午，由医院社工部与儿科共同筹办的“乐暖童心”亲子医护嘉年华活动在医院顺利开展。有 20 对儿童及家长参与本次活动，为每个亲子组合都配备一名志愿者，帮助他们解决在照片拍摄过程中遇到的问题。

(1) 活动签到并领取拍立得

活动现场的签到人员井然有序，领到拍立得之后医务社会工作者提醒大家要保护好拍立得，防止其破损。向大家说明，可以借助手中的拍立得，真实记录和呈现医生护士的日常工作，并把拍摄过程中的感悟和体验在分享讨论环节表达出来，让活动参与者成为改善大众对医护人员认识的倡导者，同样也可运用这种方法促进参与者与医护人员的沟通了解，可以有效收集参与者对医院及医护人员的需求，并最终影响到更多人，从而促进医患关系的良性发展。

(2) 确定重要议题

本次嘉年华活动以近三个月内在本院就诊过的儿童及家长为主体，对本次活动的重要议题进行澄清和强调。根据前期医务社会工作者的观察与走访，医患双方彼此都有深深的误解，医护人员认为患者及家属不配合工作，太注重个体感受，未能从医护人员的角度出发；而患儿及家属认为自己在医院场域中没有话语权，没有自主决定权和知情权，医生护士的话只能照做，他们冷漠的态度对身体不舒服的患儿心理也造成了不良影响。因此经过以上讨论，最终决定先从患者对医生的了解做起。

（3）设定目标

本次医患嘉年华活动的目标是：① 医护人员的日常工作内容有哪些？可以选择自己比较关注的点，不断加深对医护行业的理解。② 在照片沟通环节，对比拍摄照片前后对医院和医护人员看法有何不同，以及触动自己的地方有哪些？③ 让小朋友表达出对医院的感受以及对医护人员的印象，然后询问比较期望的医院和医护人员是怎样的，可以更多了解活动参与者的需求和关注点。④ 通过最终的照片分享和制作摄影集，向社会大众发出倡导，呼吁友好医患关系的建立需双方共同努力，了解到医护人员的工作强度和繁杂的工作内容后，患者及家人应给予理解和包容，积极配合治疗，医护人员在听完患者及家人的需求表达后也需作出相应改变，通过有效沟通与恰当表达使医患关系更和谐。

（4）培训操作方法

在签署了知情同意书后，活动正式进入培训操作环节。首先志愿者对如何操作进行细致讲解，并现场演示。对于拍立得功能依旧有不懂的可以提问，志愿者给予解答。最后可让参与者先尝试拍摄，观察培训效果，对问题比较多的参与者再次进行讲解说明。

（5）明确拍摄任务

规定每位参与者要在一小时内完成10张照片的拍摄，拍摄的内容可自己决定，没有具体的好坏标准，因为每个人的对医院和医护人员有不同的看法和理解，折射出每个人的价值观、教育情况、家庭背景。需要强调的两点分别是，拍摄任务的表述一定要清晰明确，防止活动参与者理解有误耽误活动开展。并且活动规则的实施要公正，不要因为某一参与者的不满就让步。

（6）照片分享交流会

参与者在拍摄任务完成后交给志愿者，由志愿者拷贝在电脑上并按顺序排列好。在照片分享环节，医务社会工作者首先表达了对参与者的感谢，通常会问的问题是，请问这张照片里的人在做什么？这张照片背后的故事是什么？你拍摄这张照片的原因是什么？在这个环节医务社会工作者要引导参与者分享。

面对沉默，医务社会工作者首先要接受沉默的发生，适当的沉默可以帮助参与者思考。沉默并不代表参与者对社工的不认可,他们有可能是在思考或者不知该如何分享表达。所以不要慌乱,医务社会工作者可以运用一些促进沟通的技巧,比如示范引导。医务社会工作者可以以自己拍摄的一张照片为例,示范分享照片,表达感受。然后医务社会工作者需要再次明确问题,多用一些启发式或开放式的提问,描述感受,解释原因。

最后可以使用鼓励的技巧,言语鼓励和目光鼓励均可,并对积极分享的参与者进行鼓励,医务社会工作者可对参与者的回答进行梳理澄清,使表达更具有逻辑和条理。此外在照片讨论环节会出现争论冲突,这些都是正常的,医务社会工作者切不可把争论糊弄过去,而是要澄清争论的焦点,带领参与者共同探讨解决方法。

照片分享环节是影像发声法最核心的环节,通过启发性提问可以让参与者真实表达照片背后的感人故事并引发大家的思考与讨论。这个过程既是收集参与者及家长的需求,同样也具有增能的作用。知识塑造权力,医生护士在医患关系中拥有绝对的权威是因为他们掌握了专业医疗知识,能否形成友好和谐的医患关系取决于双方权力的博弈能否达成动态平衡。越来越多的患儿父母希望能够了解更多医疗知识来参与到孩子的治疗中,他们拥有较高的主观能动性,因此医务人员应与患者家人平等沟通交流,保证家人的知情同意权,使医患关系趋向平衡与和谐。

(7) 制作摄影集用于倡导和呼吁

将拍摄的照片做成照片墙放置到医院宣传栏,也可制作摄影集并配有文字说明进行出版,也可制作成视频放到医院官方网站,扩大宣传范围引发社会关注。医护人员为救治病人夜以继日,患者家属为了生的希望孤注一掷,医患双方的目标是一致的,只是医疗作为国家治理的重要工具不可避免要受到政治和经济等因素的影响,现在困境表明,医疗体制改革还需更深入,患者的理解与信任也需不断提升,和谐医患关系的建立离不开双方的共同努力。

(8) 拍照合影

经过影像发声法的实践,活动参与者真实感受到了医护人员的辛苦与不易,在活动的最后,医务社会工作者为每位参与者都发了彩纸,可以把参与活动的感悟或者想对医护人员说的话写在纸上,并折成爱心的形状将其赠送给医护人员。活动最后工作人员与活动参与者集体合照,活动圆满结束。

3. “童音汇”线上儿童钢琴演奏会

在六一儿童节到来之际，为愉悦孩童身心、增进医患交流、密切亲子关系、提升社会和谐，2020 年 5 月 28 日晚 19:30，医院儿科、社工部，携手上海市××钢琴教室联合主办了第四届亲子嘉年华“童音汇”线上儿童钢琴演奏会。活动邀请了曾经在医院就医的 9 组患儿家庭参与，并通过孩子们的钢琴演奏表达对医护人员的敬意和对父母的感恩。

一场突如其来的疫情改变了我们每个人的生活节奏，让我们有时间停下脚步欣赏身边的风景。五月是挚爱的季节，感恩的季节，六月是鲜花的季节，芬芳的季节，每年在这个生机盎然之际，亲子嘉年华活动都会如期而至，今年用一种特殊的方式传递彼此的祝福与欢乐，“童音汇”线上儿童钢琴演奏会——一场别开生面的音乐会拉开了帷幕。

（1）活动宗旨

本次亲子嘉年华活动旨在六一儿童节到来之际，把线上的钢琴演奏会变成心灵契合的乐园，期待着通过本次活动能够愉悦孩童身心，让亲子关系更紧密，医患距离更接近，提升社会和谐。

（2）钢琴演奏会

第一位登台演奏的小朋友用一首《儿童联欢会》点燃了活动的欢乐气氛，精彩的演奏结束后，钢琴老师给予了高度肯定和鼓励，孩子家长也为小朋友们送上了精心准备的六一儿童节“惊喜”礼物，孩子脸上抑制不住的可爱笑容也深深印刻在了每一位家长和医护人员的心中。

接着活动按照小朋友演奏——钢琴老师点评——家长代送礼物这样的流程依次进行，经典儿歌《小星星》让人不禁回想起童年的美好时光，轻快活泼的《爆玉米花的人》、充满温情的《很久以前》、广为流传的《小步舞曲》、曲调柔美的《在阿尔卑斯山上》、充满童真乐趣的《啄木鸟》、热情洋溢的《部落舞》和激情昂扬的《马车绕山奔驰》，一个个精彩节目中，小朋友充分展示了自己的才华，大家的鼓励也让“小小钢琴家”们更增加了一份自信与快乐。

（3）再次点明活动必要性和目标

“儿童是民族的希望祖国的未来，每位孩子都是上天赐给父母的宝贝，儿科医生理应承担起职业所赋予的责任，用医学专业知识帮助更多的孩子实现健康快乐成长，帮助更多的家庭拥有和谐友爱的关系，帮助更多的医患群体建立和谐医患关系。”主持人的这番话将活动的主旨升华，道出了该项目成立的必要性，并对项目后续的开展制订了目标和期望，表明今后医院也将一如既往地守护天使们的健康和快乐，缩小医患之间的距离，积极促进亲子之间爱的互动！

（4）云上合影—全家福

钢琴老师对参与本次活动的小朋友进行一一点评，并鼓励他们要继续坚持钢琴学习，对小朋友们的出色表演赞赏有加，同时也感谢家长们的配合。活动在欢乐的氛围中拉下帷幕，每一位参与演奏的小朋友用钢琴弹奏出了童年的五彩斑斓，更用欢笑谱写出了春夏之交的生机勃勃。欢乐的时光总是那么短暂，想停留在这美好的瞬间，愿更多乐声与感动闪耀在我们每个人记忆的夜空，活动最后以一张云上合影全家福为本次的钢琴演奏会画上圆满句号。

（九）项目评估

活动评估分为结果评估和过程评估。结果评估旨在检验工作目标是否达到，是否有预期外的效果等。另外结果评估对医务社会工作者而言也非常重要，因为该活动的举办是否为患儿及家人、医院、社会带来效应是评估的重点。过程评估的目的是了解社会工作服务项目方案实施情况，主要宗旨是“证明服务项目是什么和是否按照预期被送达给既定的服务接受者”。

1. 结果评估

嘉年华系列活动的受众是患儿及家人、医护人员，他们对应的机构分别是家庭和医院。嘉年华系列活动的举办使父母逐渐重视与孩子建立平等尊重的亲子关系，家长多运用倾听、鼓励、换位思考等技巧，帮助实现与孩子的有效沟通，有利于建立亲密亲子关系，使家庭氛围更加融洽，家庭幸福度得到很大提升，很多家长表示本次活动对他们的启发和收获都非常大。

一项对各大医院医患纠纷的调查发现，在不断攀升的医患纠纷中真正因为医疗事故导致的不到5%，70%的医患纠纷是由于医患沟通不畅等问题而引发的，由此可见沟通在减少医疗纠纷中的重要性。在活动过后，医院更加以人为本，持续优化医院的管理制度，加强医德医风建设，很多医护人员更是转变了固有观念，通过参与活动收获了沟通技巧，提高了与患者进行语言沟通交流的能力，与患者建立融洽关系，给患者提供更舒适的就医环境，改善了患者的就医体验，使医院的良好形象深入人心。

和谐亲子、医患关系的建立需要彼此双方的共同努力。因此从效果方面来看，嘉年华活动为实现医患双方的有效沟通搭建了桥梁，也为亲子关系的改善提供了载体，为亲子和医患关系的和谐建立提供了很多实用方法和技巧，基本达到了活动目标。

2. 过程评估

现场的活动照片和签到表的相关内容均可证明该项服务已保质保量地被送至了所需要的人群，每一节活动的前期准备、中间实施、后期复盘完善，医务社会工作者均以文字、照片、视频的方式进行记录存档。比如活动开始前的签到单，活动过程中的影像视频、照片，活动结束后的通讯稿或微信推文，均可以作为过程评估的资料。

四、专业反思

（一）有效的沟通是彼此认同的基础

在沟通行动理论中，"有效的沟通"是一个核心点。事实上，在我们的日常生活中并不缺乏沟通，只要我们处在社会环境中，只要我们与他人发生关系，接触和沟通就一定会发生。但是，并不是所有的沟通都是有效的和能产生积极作用的。我们常常可以看到因为一句不太妥当的话而使彼此之间产生误解。有一位部门领导布置一项工作给下属，要求他在规定的时间内完成，而他的下属用了规定时间的一半就完成了此项工作，部门领导为了表扬他的下属，以夸张和惊讶的语气说"这么快啊"，但这句话给下属的感觉却不是表扬，而是领导可能在怀疑他的工作质量是不是达到要求，然后提心吊胆。这就是典型的无效沟通或沟通不到位造成的双方误解。在亲子互动中，无效沟通也时常会发生。父母以其社会角色的要求出发，常常站在道德制高点或家庭支配者的角度与孩子沟通，而孩子关注的不是这些层面的要求，而是从其自身发展的需要看待问题，从而使双方的沟通陷入无效状态。有一位家长教育孩子"应该怎样"、"不应该怎样"，并一直强调"应该听我的"、"应该听父母的"，但是孩子反问道"你们为什么不听我的呢"？这就是典型的父母没有从孩子的关注点出发进行沟通而造成的困境。"亲子嘉年华"项目中，所设计的活动和环节，都符合特定年龄段孩子的特点，并以此为基础展开，并用营造的环境把孩子的父母也还原至与孩子相同或类似的状态，再以语言、游戏等不同形式进行互动沟通，所达到的效果就比传统的亲子沟通深入很多，也激发起孩子愿意和父母进行沟通的愿望。

（二）让孩子看到父母最真实的状态

社会心理学派中，有一个非常关键也非常经典的论述，就是人的三个不同的状态——本我、自我、超我，这三个状态一直混合出现在每一个人身上，并且构成了社会大众眼里的自己和自己认为的自己。一般情况下，我们愿意展示给别人的是"超我"的状态，也就是经过自己修饰和"伪装"的"我"，不太会有人愿意把最真实的状态暴露在他人面前。按照社会心理学派的论述，这是因为最真实的"我"可能并不符合社会大众的期望和普世的社会道德规范，而"超我"状态是比较能够符合一般期望和道德规范的。譬如，当我们正赶着去参加一个重要活动，却恰巧走在马路上遇到红灯时，我们的内心世界出现的第一个念头是"要是能走过去就好了"，但是即便如此，我们却一定不会闯红灯过马路，因为这并不符合当下的社会道德规范和行为准则，所以我们会停下等待红灯变成绿灯，这时的我们就是"超我"的状态，内心最真实的我因为受到社会道德规范的约束而暂时隐藏起来了。在另一个案例中，会议还在进行中，台上的领导不紧不慢地老调重弹，滔滔不绝，而台下的你却昏昏欲睡，无意聆听。当台上的领导终于讲完轮到每个人表态或点评时，你一定不会表达你的不满和反感，大概率会说领导讲得如何精彩，对自己教义良多。那时的你也是"超我"状态，也是因为当时你的反应必须符合普世行为准则或要求。

很多时候，我们会突然之间从另一个侧面了解到自己的朋友，恍然醒悟原来朋友是这样的一个人，从而加深了对朋友的认识，或者能进一步促进彼此之间的关系。譬如当强者在特定的情境中展示出弱小的一面，当弱者在某一时刻展示出强大的特质时，我们的认知就会发生改变。所以这一理论告诉我们，有时候还是有必要展示较为真实的"本我"或"自我"的一面，以加深彼此对双方的认识。

父母和孩子也一样，一般情况下父母的言行举止要看上去像父母的角色，这是其社会角色所决定的，但是这样的约束对于父母来讲却成为了与孩子沟通的一道屏障，孩子无法看到最真实的父母，无法获知父母最真实的想法。

在上述理论中，我们也学习到，要使个体展示出真实的状态，环境是很重要的一个因素，只有在合适的环境中，个体才有可能主动展示“本我”和“自我”，向别人袒露心扉。

“亲子嘉年华”恰恰创造了这样一种机会，用精心营造的环境、精心设计的环节来还原父母最真实的一面，用童趣感染父母和孩子，用游戏环节引导父母和孩子，继而使父母在没有思想负担的前提下主动向孩子展示最真实的自己，让孩子看到父母可亲、可近、可爱的样子，从而愿意和父母互动接触，最终促进彼此之间的情感，改善家庭关系。

在社会工作领域，亲子活动运用比较多。在医务社会工作领域，一般我们较为关注孩子的疾病和康复，却时常忽视父母和孩子的亲子关系，但亲子关系往往是影响到整个家庭关系的重要一环，也是考量家庭支持功能的重要一环，是最终能够影响孩子疾病医治和康复进程的核心要素之一。

院内节日派对项目

一、活动背景

近年来,医患纠纷已成为威胁医疗卫生行业与和谐社会发展的社会性问题,由于这一难题是由宏观、中观、微观多种因素综合所致,因此很难得到根本解决。

影响医患关系的宏观因素主要有社会经济、医保制度、法律制度等,它并不直接作用于医患关系,而是通过改变大环境来影响个体获取医疗资源的多少。随着医院体制改革的深入,政府削减给予医院的财政支出,加之市场经济体制的引入,较多医院需要通过增加门诊量来维持自身运转,导致偏离了公立医院服务社会的公益性。而且医院为增加盈利,医生的工资奖金与诊疗量挂钩,出现医生一味追求数量而忽视质量或者过度医疗的情况,长此以往导致医患不信任。此外我国医院等级分明,优良的卫生资源集中在大城市的大医院。由于缺乏相关配套制度,很难实现优质卫生资源和人才下沉到基层,使基层医院无法满足患者要求,导致大医院人满为患,出现挂号难、排队时间长等问题,患者很容易将积累的不满情绪发泄到医护人员身上使医患关系恶化。在法律方面,我国医疗卫生行业的法律法规还不够完善,未能为遏制医患纠纷提供法律依据。

影响医患关系的中观因素是指通过群体或组织的内部人际关系、运行机制或消息传播机制等影响直接作用于个体认知或行为的系统。首先新闻媒体的非客观公正的舆论引导,以及媒体为博取关注过多报道负面医疗新闻,使人们对医疗行业的整体认知出现偏差。我国的医疗纠纷调解机制尚在完善中,患者出现医疗纠纷时很少有申诉渠道,个别患者会采取极端的医闹和暴力行为。

影响医患关系的微观因素主要是指通过影响患者的健康认知、医患沟通模式、医生诊疗行为等协同作用影响个体行为，最终对医患关系产生深远影响。医患之间缺乏有效沟通是造成医患矛盾的主要因素，虽然医学模式已逐渐转变为“生物—心理—社会”，但仍有一部分医生忽略与患者的情感沟通，同时医护人员工作繁忙无法满足有强烈沟通愿望的患者，长此以往易引发医患矛盾。此外医护人员并不是无所不能，而且医学是一门充满未知和不确定性的学科，部分患者对治疗抱有过高期望，难以接受现实与期望之间的落差，进而将责任归咎于医护人员，使医患关系紧张。

医院是社会结构中非常重要的一部分，如果任由医患矛盾继续发展会对和谐社会的构建产生不利影响。社会工作是致力于推动社会发展的专业，呼吁改变当前宏观政策是义不容辞的责任，但宏观政策的改变不是一朝一夕。在这个漫长的过程中，医务社会工作者应立足眼下有所作为。以医务社会工作的专业力量为出发点，围绕着促进医院、社会和谐的宗旨，并基于以上原因分析，从改善患者就医体验，营造有温度、有温情的医院氛围为切入点，达成改善医患关系、改善患者就医体验的最终目标。

二、理论基础

（一）社会主义和谐社会理论（socialist harmonious society）

社会主义和谐社会理论的提出是中国共产党以马克思主义为指导的前提下对各种理论进行借鉴和发展的结果。由于和谐社会是人类的梦想与目标，中西方学者均对这一主题进行了深入研究。

1. 理论背景

和谐社会的提出是具有现实背景的。著名政治学家亨廷顿认为，与现代化一并到来的还有社会的风险性，即现代化会增加社会的不稳定性和风险性。我国目前处于社会转型期的临界点，面临着社会结构错动、社会问题增多、社会秩序失范、社会风险易发等挑战，社会的道德价值观面临着巨大的更迭，这些均预示着我国正式进入社会矛盾多发期。面对由社会结构内部的不协调引起的矛盾冲突而导致的压力和紧张状态，被叫做社会的张力。随着社会问题、矛盾的不断积聚，社会张力将在社会结构最薄弱的环节释放出来，对社会结构会形成巨大的冲击，易引起社会动荡。

近几十年是我国经济快速发展的时期，但社会在发展过程中也出现了很多不稳定因素，正是在这种背景下催生了和谐社会理论。面对此种情况，党政机关、事业单位应当想方设法提高社会管理能力，而对于社会工作这个以促进社会和个人全面发展为目标的职业，也应运用专业方法帮助国家度过社会发展阵痛期，将社会转型的代价降到最低。

2. 社会主义和谐社会理论的发展脉络

“和谐”仅从字面可以理解为协调、调和、恰到好处和一致性；作为理性概念，它在于强调一事物中各具体事物，或一社会中各社会现象之间，既矛盾又协调，既各自独立又整齐划一的关系现象。和谐的内涵包括：承认整体事物矛盾着的诸方面的共同存在性；事物矛盾着的诸方面并不是各自没有差别的同一存在；事物矛盾着的诸方面是通过相互协调、调和，恰到好处地实现整体的一致性。

因此和谐是承认矛盾、差异、差别客观存在，但又能恰到好处地实现事物、社会的平和，统一达到一致性的基本状态。和谐所代表的政治文明状态就是和谐政治，由于政治状态决定着社会的发展状态，和谐政治的主要目的是和谐社会的建构与实现，以达到社会良性运行、协调规范发展。

社会主义和谐社会理论的产生是有深厚历史背景的，东西方学者都对和谐社会这个议题有着广泛且深入的研究，由此也能看出和谐社会一直是人类的普遍追求。

(1) 社会主义和谐社会理论在西方的发展脉络

最先提出和谐思想概念的人是西方哲学家毕达哥拉斯，他认为“整个天就是一个和谐，和谐无处不在，和谐是绝对的，斗争是相对的，和谐是美是善，斗争是丑是恶。美德是一种和谐，正如健康、全善和神一样，不管是艺术还是哲学，凡是符合数的比例的就是和谐”，所以他也是比例和谐学说的代表者。在其之后，赫拉克利特提出，没有对立的产生就无法产生和谐的统一，他是从矛盾的角度来论述和谐，为之后最具有代表性的黑格尔的辩证和谐观奠定了基础。

西方哲学家并非止步于对和谐概念的探索，古希腊著名哲学家柏拉图将和谐理念引入社会政治领域，在其代表作《国家篇》中阐述了正义是和谐的基础，是维系社会稳定的纽带。之后作为柏拉图学生的亚里士多德却提出不同观点，即应利用中庸来调和城邦与个人之间的矛盾，进而实现各阶级之间各得其所的和谐目的。到了西方近代，空想社会主义代表傅立叶是最早提出“和谐社会”概念的人，他认为现存的资本主义制度是不和谐的，和谐是在彻底消灭资本主义的残酷与不公，各阶级利益保持一致的基础上建立的。真正把和谐社会提到理论高度的是马克思，他与恩格斯在批判该理论的基础上提出了新的理论——共产主义社会，也就是只有进入共产主义社会，才会实现真正的社会和谐。

近代以来也有很多西方学者对和谐社会展开一系列研究，比较具有代表性的是英国经济学家马歇尔和社会学家斯宾塞所代表的社会均衡论，美国人类学家本尼迪代表的协和社会论，帕累托代表的社会系统论以及德国社会学家乌尔里希和英国社会学家吉登斯为代表的社会风险理论。

西方的哲学家、思想家对和谐以及和谐社会概念的追寻探究能够体现出他们对和谐社会的执着追求，也说明他们在不断摸索实现和谐社会的途径和方法。

(2) 社会主义和谐社会理论在东方的发展脉络

和谐是中华民族的基本精神，也是人类社会的理想。回顾中华民族的历史文明发展可知，今日所提出的构建社会主义和谐社会的思想不是毫无根基的，儒家的主张中包含着丰富的和谐社会思想。

儒家和谐思想中的第一点强调的是“人和”。人和包括自我的和谐和人与人之间的和谐。前者是指人通过坚持自身的道德修养实现身心和谐，同时儒家也给出了开展道德修养来实现身心和谐的途径：一是通过“礼”来约束自己，即遵守社会伦理道德规范；二是在主观上增加自己的道德修养，由于人具有主观能动性，所以儒家强调人要从主观上修养自己、提升自己。其次是人与人之间的和谐，这是儒家思想所追求的最高目标。若想实现这一目标，应当把“仁”当做出发点，学习忠恕之道是形成和谐人际关系的基本原则。所谓的忠恕之道，“忠”是指“己欲立而立人，己欲达而达人”，“恕”是指“己所不欲，勿施于人”，前者大意是指自己希望实现的希望别人也能达到，后者是指自己不想要的也不要强加给别人。总的来说就是设身处地地为他人着想，努力形成人与人之间相互信任、彼此支持的和谐关系。

此外，儒家还很看中“家和”对建立和谐社会的重要作用。只有实现了家庭内部的和谐，才能实现外部社会的顺畅。

最后一点是“国和”。“和而不同”是儒家实现国家和谐的根本。“国和”包括两部分的含义，一个是国家内部的和谐，另一个是不同国家、民族、文化之间的和谐。在国家内部实行仁政，在国家外部文化方面抱有海纳百川的宽阔包容姿态，在民族方面实现了大融合，在外交方面主张以和为贵，这方面的例子不胜枚举。比如郑和以和平使者的身份下西洋，王昭君出塞的和亲政策等，足已显现中国自古以来就具有爱好和平、追求和谐的大国风范。

以上表明从古至今和谐均是国人追寻的目标，和谐思想是中国传统文化中的重要部分，是历经了千年时间继承下来的思想财富，这对今大和谐社会的创建提供了重要基础与借鉴。

3. 社会主义和谐社会理论的内容及特征

面对现实社会中所出现的问题，在吸收借鉴中西方理论的基础上，中国共产党在十六届四中全会“决定”中提出“构建社会主义和谐社会”的新命题。和谐社会的提出表明我国社会主义现代化建设的总布局提升为社会主义市场经济、民主政治、先进文化、和谐社会在内的四位一体格局，这是认识上的一大提升。

和谐社会的内涵是指一种各方面团结合作、共同发展的良好状态，内容上包括四个方面，分别指人与自然的和谐、人自身的和谐、人与人的和谐、人与社会的和谐。人是社会的主体，人与人之间的关系是社会的主要构成，和谐社会主要是指人们之间关系的和谐。有学者认为和谐社会是要保证各阶层的人都能拥有应有的民主权利，在经济方面保证各阶层之间的上升流动通道是畅通的，每个人都能获得应有的物质利益，保持社会范围内的公平正义，只有这样才能广泛调动全社会的积极性；也有学者认为，和谐社会能够充分实现尊重，让一切创造财富的劳动和劳动人民都得到尊重，同时实现人与人之间的尊重，形成团结友好和谐的社会风气。从以上的定义中会发现，和谐社会就是要实现人与人之间关系的和谐，人与人之间相互尊重、信任、包容是实现和谐人际关系的关键。

我国所要建立的社会主义和谐社会有六大特征，分别是民主法治、公平正义、诚信友爱、充满活力、安定有序、人与自然和谐共处。这是对和谐社会最精辟的概括，也是构建社会主义和谐社会的总要求。

社会主义和谐社会是指经济持续稳定增长、人们生活相对富裕、经济政治文化社会全面协调发展的社会。经济是和谐社会的基础，虽然富裕社会不一定和谐，但贫穷却是导致社会不稳定的最根本因素。当然社会的发展也不能完全等同于经济的发展，片面追求经济发展而忽略社会发展不可避免会造成社会的不和谐。社会发展与经济发展就像两架马车，只有齐头并进才能走得长远。

4. 医务社会工作对建设和谐社会的重要意义

党的十八大报告明确指出，医疗问题是事关国计民生的大事，关系着人民群众的生命权和健康权，乃至整个民族的生存与发展。人民群众的身体健康关系到千家万户的幸福，和谐社会的建设必须把改善人民的医疗情况和改善医患关系作为重点，因此医疗卫生行业对建设和谐社会来说有着举足轻重的地位。

其中作为现代化和工业化产物的社会工作，经过多年的发展已经从简单的慈善救助转变为专业的社会管理和社会服务，逐渐成为维护社会和谐与稳定的重要方法与科学手段，它遵循助人自助的理念，关注弱势群体和边缘群体，运用同理心、接纳、构建社会网络等专业技巧，为社会管理注入关怀与温度，能够弥补政府刚性政策带来的柔性不足，使服务对象感受到政府的人性化治理，有助于创建和谐社会。西方国家也正是认识到了这一点才将社会工作纳入社会治理及服务体系，因此欧美国家也迎来了 20 世纪 60 年代长达十余年的和谐社会。

同样的道理，医务社会工作也可通过促进社会治理的方法来实现社会和谐，即可通过增强社会成员的社会适应能力与社会参与，以此来协调社会关系，形成和谐有序的社会状态。医务社会工作也可运用专业力量，通过提供公共服务、倡导社会公益、资源链接、志愿者管理服务等专业方法，搭建医患之间的沟通桥梁，是医患关系的润滑剂，可预防和协助解决医患之间的矛盾冲突，优化社会治理构建和谐社会。

5. 理论运用

社会主义和谐社会理论为项目活动的设计奠定了大方向，我们的目标就是要构建民主法治、公平正义、诚信友爱、充满活力、安定有序、人与自然和谐相处的社会。但放眼现实，即使是在社会经济最为发达的上海，需要改进的空间依旧还很大。

人民日益增长的美好生活需要和发展不平衡不充分之间的矛盾还未得到彻底解决，即使2020年是全面建设小康社会的收官之年，我们也要正视、承认并为下定决心解决这些问题而拼搏努力。其中承担着促进社会协调运作和使每个个体均能够实现充分发展职责的社会工作者，运用专业力量推动社会进步和个体发展是义不容辞的责任和义务。

（二）社区参与理论（Community participation theory）

1. 社区参与概念及在我国的发展现状

在我国，社区参与主要是指社区居民参与社区活动及社区公共事务的行为和过程。关于社区参与我国学者的研究焦点在政治学和社会学领域，比较重视社区参与在培育公民精神、推进民主政治建设方面的作用。而国外对于社区参与的内容界定比较宽泛，并且拥有“去政治化”的特点，朋友之间、邻里、家庭之间的交往及参与兴趣活动、参与宗教活动等在国外均属于社区参与的范畴。

20世纪90年代以来我国的体制发生了很大变化，社区制取代单位制成为城市治理的重要方式。但随着社会经济的发展，熟人社会逐渐远离了我们，取而代之的是陌生人社会，人们纷纷感叹大城市没有人情味，感叹生活于钢筋水泥之间人们的距离与冷漠。很多城市居民期待充满温情的熟人社会的回归，而社区参与正是达成这一目的的重要途径。但就目前的文献研究可知，虽然社区建设在中央政府和地方政府的强有力推动下取得了重大成就，但社区参与作为社区建设的核心却出现发展缓慢、整体参与不足、实质参与较少的现状。究其本质，社区是用来应对单位制解体后能够使城市管理更加便捷、清晰的一种新型方式方法，被用于推进国家基层政权建设，因此建立社区的最终目的是管理民众，而不是赋权于民众。长期以来社区民众均处于被管理的无权状态，缺乏自主性。社区民众的维权行为常常被当作是社会的不稳定因素，这一结果也是我国社会政策不重视培育和鼓励民众社区参与的行为所致。

2. 影响社区参与的因素分析

学者潘泽泉、王纯泉等人认为社区参与不足的原因是社区参与在基层组织中缺乏动力，也即是社区建设中“增权”和“赋权”理念的缺失，改变这一不良现状的良方是将增权与赋权运用到社区参与中。在这里“增权”是指每个人的能力是与生俱来的，但在权力分配失衡的情况下，能力作为潜能被隐藏了起来，而社区社会工作者的主要工作任务是发现并挖掘这种潜能，将个人的问题置于更广阔宏观的视野下，将个人或家庭的问题上升为社会目标，推动社会结构的优化，最终达到社区居民能够把控和解决自身问题，并能够将个体的主观能动性、自觉性和自主性发挥到最大限度，即主体性建构成为增权的重要内容。关于“赋权”，学者范斌的观点是指外力推动增权，若想提升社区居民的社区参与率，是需要为其提供一个充满能量、充满机会的市场环境。

面对基础设施完善、自治程度较高、社区居委有核心领导人物能够发挥组织引领作用的社区，人们的社区参与积极性较高，其中老年群体已俨然成为社区参与的主力军。根据文献分析可得出长者社区参与积极的原因有以下几点：一些长者退休之后有很多闲暇时间，对社区有较强的归属感和认同感，并且依然保持“老有所为”的激情，希望能够继续发光发热造福社区居民；另一些长者社区参与比较积极的原因是与自身利益紧密相关，社区参与能够满足自身多方面的需求。

学者张娜进行了更细致的研究，经过数据分析得出长者受教育程度、健康水平、自我经济评价以及与他人交往的频率都是影响长者社区参与的重要因素。从参与率来看，年龄较大的长者比年龄较小的长者社区参与率要高，长者受教育程度越高其参与社区志愿活动的比率就越高；健康自评较高的长者社区参与的意愿越强烈；自我经济评价比较好的长者相比自我经济评价较差的长者在社区参与率上高 62%。

3. 长者积极进行社区参与的好处

长者积极参与社区事务不仅对社区是好事，对长者的健康也是好事。学者刘诣的研究显示，长者参与社区活动对自身健康具有直接或间接的促进作用，直接作用是指社区活动能够起到身体锻炼作用，间接作用是指长者通过参与社区活动能够与更多人建立关系网络，这些社会资源可以起到共享健康信息，提供心理支持，使长者心情愉悦有归属感。这项研究给予我们的启示是，要积极组织和鼓励社区居民参与社区活动，尤其是要动员长者参与活动或组织活动，这样既可以加强社区建设，增加社区居民之间的亲密度，将社区打造成有温度有人情味的家，还能促进社区长者的身体、心理健康和社会功能的再发展，减缓老龄化带来的健康压力。

随着学术界对健康概念的深入研究，除了心理、身体和社会这三个维度，最新研究将灵性健康视为健康的第四维度。学者隋玉杰、楼玮群的一项研究表明，长者社区参与程度越高，灵性健康水平就越高。积极地参与社区事务使长者觉得自己拥有了改变社区的能力，拥有了帮助他人的能力，这能够增加长者的自我效能感，拥有掌控感的人生可以带来更积极的生活心态，有助于长者提升个人的生命意义感，实现灵性健康。而且个体通过社区参与可以接触到新知识、学习新技能、结交新朋友增加社区凝聚力和向心力，进而对灵性健康起到推动作用。因此长者社区参与程度越高灵性健康水平就越高。

此外，社区参与能增加社区居民的信任与互惠，倡导和谐邻里关系，营造友好的社区氛围，以社区参与连接社区居民，增加彼此的互动和互惠，培养和增进信任感，频繁的互惠可为长者提供物质和精神上的支持，这些非正式的社会网络一方面可以使长者对生活充满意义和希望，与社区其他居民形成情感纽带和利益共同体的互动网络，增强长者情感、物资等资源获取的可能性，很容易提升长者对社区的认同感和集体荣誉感。基于以上研究可得出结论，积极的社区参与能够使长者的社会网络变紧密，能够从中获取更积极的情感体验，使灵性健康程度提升。

这些结论也给社区工作者很多启发，要营造尊老爱老的社区氛围，要积极构建良好的社区互动平台，要根据长者的需求打造有吸引力的社区活动，鼓励长者参与社区活动和邻里互助，注重加强居民之间联系，持续培养长者对社区的归属感、安全感和依赖感，积极建设具有内在规范、秩序良好、充满温情与温度的和谐社区。以上观点结论与 2002 年联合国第二次老龄问题世界大会期间，世界卫生组织提出的以“健康、保障和参与”为支柱的积极老龄化理论框架是相同的，即老年人进行积极的社区参与是积极对抗老龄化的有效策略。

4. 理论运用

社区参与的主体是志愿者，而志愿者文化所包含的奉献、友爱、互助、博爱正是营造和谐社会所必需的。而反过来社区参与又是孵化志愿者文化的肥沃土壤,两者相得益彰。但目前由于居民对社区缺乏认同感和归属感、缺少核心领导人物、居民教育和健康程度参差不齐等原因导致社区参与面临着内部动力不足的困境,这一问题对和谐社会的构建非常不利。解决这一困境的重要措施是内部增权和外部赋权,前者指激发社区居民的潜能,后者是为社区发展提供良好的外部环境。具体可通过让志愿者深度参与活动设计、决策过程的方式,使志愿者在参与过程中拥有获得感,从而增强主体性,提升社区参与积极性。

在某种程度上,医院也相当于一个小型社区,患者、医护人员、志愿者均是这个社区的居民,为提升医院的社区参与、营造医院和谐氛围,要通过多群体的深度参与来调动积极性,也需要多群体间建立和谐关系。在这过程中,志愿者承担了重要的连接作用。通过志愿者主动收集患者需求、以志愿者带动门诊和病房患者一起为活动出谋划策、站在患者的立场思考问题等方法,尽可能广泛地动员社区参与和营造和谐气氛。

用志愿者的奉献友爱,改变患者对医院的刻板印象;借助志愿者为患者提供的帮助与爱护,改善对立的医患关系,因此志愿者是实现和谐医患关系的重要力量。优化志愿者招募方式、宣传积极社区参与的好处、优化志愿者激励机制,运用好志愿者这一优势资源,可为实现和谐医院与和谐社会的目标积蓄力量。

三、项目简介

该项目致力于通过志愿者参与来改善医患关系,不仅通过内部培训的方式提升志愿者服务能力、培育志愿者队伍的自主发展,还需要调动团队成员的主观能动性,每个人都要为团队的发展贡献想法与智慧,并朝着共同目标不断向前努力。此外还需从外部推动医院志愿者文化建设和宣传,运用内部增权和外部赋权的方式推动医院志愿者的社区参与积极性,合力营造良好就医环境和人文关怀气息。

(一) 目标

1. 短期目标

提升门诊及住院患者的就医体验,改变患者对医护人员的刻板印象。

2. 中期目标

让门诊患者对医院有认同感，住院患者对医院有归属感。

3. 长期目标

弘扬和谐社会文化，营造和谐友好医院，推动和谐友爱社会的建立。

（二）时间

2018年12月起

（三）地点

医院门诊部、住院部

（四）参与人员

志愿者团队、医务社会工作者、医院患者

（五）项目策划

1. 准备阶段

（1）医院志愿者招募

医院志愿者一般情况是自行招募，可采取定向招募和社会招募的形式，前者是指以学生、机构工作人员等以集体的方式参与，后者指招募社会爱心人士，他们以个人名义参与志愿服务。招募渠道可通过网络，比如，医院官网、微信群或个人朋友圈，也可通过电视、报纸、门诊大厅竖立招募广告牌等，招募过后要进行简单筛选，筛选后留下的志愿者进行信息登记、制作胸牌、发放志愿者服装。

（2）医院志愿者的培训与指导

培训可帮助志愿者理解所要完成的工作，可以帮助志愿者快速熟悉医院环境，知悉并掌握该岗位所需的操作方法和处理方式。

培训内容主要包括医院的宗旨和理念、医院的规章制度、各门诊科室的分布情况、服务流程、服务礼仪、沟通交流技巧等。培训方式灵活多样，当志愿者人数较多时可采取集体培训，反之采取一对一培训或者经验丰富的志愿者带教新志愿者的培训方式。以往实践证明，理论与实践操作相结合更有助于被培训者知识技能的吸收，实质上这是一种参与式学习方法，拥有参与性、实践性且学习效率高的特点。

（3）医院志愿者绩效评估机制

绩效评估是衡量志愿者工作成果的重要综合指标，也是实行奖励的重要依据。医务社会工作者会根据观察志愿者的服务态度、工作质量,并及时纠正志愿者在工作中出现的偏差,并结合门诊医护人员、就诊患者对志愿者的评价得出最终评估结果,这一结果有利于他们认清自身的优势与劣势,使优势得以加强,使今后的工作改进方向更加明确。在进行评估时应做到尽量公平、公开、公正,对志愿者的奖励一定是建立在绩效评估的基础上的,让每一位志愿者的付出都能得到充分的尊重与肯定。此外,医务社会工作者还需给予志愿者情感上的联结与支持,中国是一个人情社会,志愿者更是饱有情感和情怀的行业,应对志愿者的无私奉献给予充分的赞扬,不断激发志愿者的潜能和成就感。

(4) 志愿者管理的激励机制

随着医院志愿服务的规范化,志愿者们越来越能理解"赠人玫瑰手有余香"的真正含义,同时志愿者也逐渐了解,"做一件好事并不难,难的是几十年如一日地做好事",志愿者在给予他人帮助的同时,使自己的沟通能力、表达能力、自我价值也得到了强化。而且志愿者并不是简单地助人为乐,也讲求专业的助人方法,同时也需要自身拥有对助人行为的极度热爱与执着。志愿者在服务中心付出了大量的时间精力,同时也得到了丰厚的"内在奖励",这种回报并不是指金钱而是指一种价值感和获得感,这也是激励着医院志愿者团队持续壮大的动力源泉。

志愿管理的激励机制主要有以下三点:第一,医务社会工作者在获取各方面对志愿者的评价后,将其整理成看法、意见及合理化建议,及时反馈给志愿者,告知方式要因不同的志愿者性格而异;第二,根据志愿者的服务时长、绩效评估评定星级志愿者,星级越高得到的福利越丰厚,并针对此开展表彰大会、颁发奖杯和证书;第三,将典型、优秀的志愿者事迹刊登在院报、医院官方网站,对他们的优秀事迹进行赞扬,激励更多的人加入医院志愿者团队。

2. 实施阶段

(1) 门诊派对活动

医院门诊一直都是矛盾多发地,门诊大厅喧哗吵闹的环境让一进入到医院的患者精神不由自主地开始紧张,再加之挂号难、就医排队时间长等造成患者较差的就医体验,因此患者很容易将怒气归咎于医院或医护人员,进而对医患关系造成不良影响。为改善这一情况,医务社会工作者运用专业方法积极开展志愿者组织与管理，设计了医院派对项目，包括门诊派对活动、病房节日主题派对以及长者生日主题派对，希望借助节日的欢乐气氛与提供门诊人性化服务来改变患者的就医体验。

- 活动主题：第一节：门诊派对活动
- 活动日期：××年××月××日 15:00—16:00
- 活动目标：让门诊大厅充满节日欢乐气氛，缓解就诊患者的紧张情绪，使医患关系趋于良好。
- 活动地点：医院门诊大厅

活动名称	活动目标	活动内容
1. 需求评估	使活动更贴近患者需求	可在门诊开展简单的问卷调查，获悉门诊患者喜爱的文艺活动，可投其所好开展项目活动的设计。
2. 资源整合	汇集具有一技之长的志愿者	在周边社区、医院患者和职工群体中寻找擅长民俗文化活动的志愿者，为就诊患者开展系列文艺表演。
3. 志愿者培训分工	协助门诊志愿服务工作的开展	志愿者在门诊活动中能了解服务内容及专业方法，相互配合协调完成工作。
4. 设定活动流程	将节日的欢乐气氛引入医院门诊大厅，营造温馨欢乐的氛围，让患者感受节日快乐。	根据不同的节日主题装扮门诊大厅，比如元宵节的花灯、圣诞节的圣诞树、端午节的香囊等，还可开展多种形式的民俗文化活动，比如书法、猜字谜或灯谜、汉服表演、中国画、香囊手工制作等人民群众喜闻乐见的传统艺术活动。
5. 活动实施	减少医患纠纷，创造和谐医患关系。	在医务社会工作者的安排下，志愿者配合医务社会工作者合理布置活动场地，志愿者维持现场秩序，保证按照既定活动流程开展门诊派对活动。
6. 活动复盘	总结成功经验，弥补不足，创新活动内容。	每次活动结束后志愿者皆可针对本次活动各抒己见发表看法和建议，医务社会工作者面对成绩要继续保持，面对不足要及时改进，并探索下次更好的展现方式。

(2) 节日派对活动

每逢春节、元旦、国庆、中秋等大型节日，医务社会工作者均会带领志愿者团队成员精心策划具有医院特色的志愿服务活动，特别是能够依据各个科室的患者特点设计出可满足大部分患者需求的服务方案。比如，老年科是医院的重点科室，该科室以高龄长者为主，年纪增长导致的肢体功能障碍和行动不便使较多高龄长者长年卧床，他们的活动范围局限在病房内、楼层内，单调枯燥的住院生活严重影响了长者们的心情和住院体验。

医务社会工作者在病房探访的过程中，受节日契机的启发，希望以手工制作、节日慰问、才艺表演等方式，让虚无模糊的节日变得清晰具体。医务社会工作者通过前期的心愿收集，并且考虑到一些长者行动不便，最终决定在圣诞和冬至即将到来之际，带领志愿者去到病房里开展暖心的节日主题派对，邀患者加入，一起享受节日的欢乐与喜庆。

● 活动主题：第二节：节日派对活动

● 活动日期：××年××月××日 15:00—16:00

● 活动目标：通过节日主题派对活动丰富患者的住院生活，让病房充满节日欢乐气氛，使患者保持良好的心情，有助于患者身体的康复和良好医患关系的建立。

● 活动地点：医院住院部

活动名称	目 的	活 动 内 容	物 资
前期物资筹备	做好前期筹备，保证活动物资充足，使活动能够有序进行	与老年科的主任医师、护士长、后勤餐饮人员商议饺子的筹备，并确定活动开展的前后顺序。	礼物袋、爱心袜
		社工部确定礼物（圣诞爱心袜）的样式、质地、数量。	圣诞老人套装
		社工部联系周边资源，与小学负责人确定进病房的学生数量、才艺表演内容。	小提琴、吉他、长笛
才艺表演	让患者们感受到被爱	小学生进入病房和长者们打招呼并送上节日祝福，为他们表演才艺。	小提琴、吉他、长笛
3. 冬至吃饺子	营造欢乐气氛和仪式感	才艺表演之后是冬至吃饺子，志愿者将煮好的饺子每8个放进一个碗中端入病房，每位长者都可以在冬至这一天吃上热气腾腾的饺子。	饺子，一次性餐具

续 表

活动名称	目 的	活 动 内 容	物 资
4. 圣诞礼物大放送	增加患者的自我效能感，增加患者的自我锻炼	在科室大厅装扮圣诞树，扮成圣诞老人的人偶志愿者将礼物袋送至长者面前，让其挑选自己喜欢的爱心袜。并且每人发放一张心愿卡和多肉绿植，可以在志愿者的引导下将自己的心愿写在卡片上，并由志愿者系到圣诞树上。每位长者都要认领一盆多肉绿植，平常要多关照它，在开展下一次活动时会有比拼，植物照顾得好的长者会收到奖品。	圣诞老人套装、礼物袋、爱心袜
5. 合影留念	留住美好回忆	志愿者、医护人员、长者集体合影留念	

(3) 生日派对活动

- 活动主题：第三节：长者生日派对活动
- 活动日期：××年××月××日 15:00—16:00
- 活动目标：提高长者住院期间的满意度，体现医务人员对长者的关注与关爱，有利于和谐医患关系的建立。

活动名称	目 的	活 动 内 容	物 资
1. 前期准备	为活动开展做好准备	统计能够到大厅参与活动的长者名单；与学校对接，确定参与活动的志愿者名单；筹备活动物资；与科室商议确定活动场地、投影设备。	
2. 幸福套圈圈	营造病房的欢乐气氛	在科室大厅设置很多玩偶，来参与活动的长者，每人可得10个套圈，瞄准自己喜欢的玩偶投掷套圈，套中者可将玩偶带走当作奖励，最后会为那些无法参与活动或者套圈未中的长者送玩偶，保证病房里的每位长者都能收到玩偶礼物。	套圈若干，玩偶40个
3. 我的童年时代	回忆童年并对童年进行赋义，引导他们讲出童年对自身成长的意义	参与游园会的长者会收到游园会攻关图，一共三关要依次进行闯关。每一关有两位志愿者负责，其余志愿者负责维持现场秩序和关注长者安全。	便利贴、笔、七色板

续　表

活动名称	目　的	活　动　内　容	物　资
		第一关：要求参与活动的长者说出自己的小名，并由志愿者写在便利贴上贴在长者胸前，之后活动中彼此称呼都要用小名；回忆童年中印象最深刻的一件事；选择一种颜色代表自己的童年，并说出原因。	
4. 我的中青年时代	唤起长者的人生自豪感	第二关：从展示的10张表情包中选出一个代表自己的中青年时期，并说出选择原因；讲述中青年时期自己最自豪的一件事情。	表情包图片
5. 我的老年时代	与自己握手言和	第三关：唱出自己最喜欢的歌曲，至少哼唱两句才算过关。讲述自己最后悔的一件事情，并尝试着对这件事进行解释和再理解。	
6. 集体生日会	营造欢乐气氛，掀起本场的情绪高潮	所有志愿者、医护人员借助为某一长者过生日的契机，为病房的长者们举办集体生日派对。拿出准备好的蛋糕点燃蜡烛，为寿星戴上生日帽，全体人员一起唱生日祝福歌，大家共同许愿，寿星吹蜡烛，志愿者为长者们分发蛋糕。当然也会照顾到无法到达大厅的长者，进入病房为他们送上香甜蛋糕和玩偶礼物。	推车、蛋糕、抱枕、生日帽、叉子纸盘
7. 合影留念		参与活动的人员一起合影留念。	相机

(六) 所需物资

序　号	物　资	数　量	单价(元)	金额(元)
1	套圈	50	2	100
2	玩偶	40	4	160
3	水饺	200	0.5	100
4	圣诞老人套装	1	70	70
5	爱心袜	25	6	150
6	便利贴			5
7	七色板	5	2	10

续 表

序　号	物　资	数　量	单价(元)	金额(元)
8	蛋糕	2	150	300
9	抱枕	25	20	500
10	多肉	25	4	100
总计				1 495

(七) 风险对策

预 计 风 险	应 对 方 法
在门诊或病房举办活动可能会影响到其他患者或医务人员办公。	尽量兼顾到他人,比如弹琴、放音乐声音要小一些,办活动时不是只关注活动参与人员还要关注到未参与活动人员,并给予适当的关怀与慰问。
病房生日主题活动会招募不到长者。	前期准备要做好,将会前动员做得更充分一些;活动设计要较高程度地符合长者的需求;先取得科室护士长的支持,活动开始前可与护士长一起去邀请长者前来参加,有助于招到更多组员。
活动的特色不鲜明、专业度不高。	要提升活动本身的立意,将其放置于更宏观的社会环境中,提升到更高的层次,学会提炼和包装活动,总结和升华活动主旨。在踏实做实务的基础上不断思考服务的深度,开拓服务的领域。

(八) 活动实施

1. 门诊派对活动实施

由于我国医疗资源分布不均衡,优良医疗资源大多集中在大城市的大医院,因此很多三甲医院人满为患,造成排队等候时间长、就医体验差、医患矛盾多发等不良后果。长此以往很容易引发医患纠纷,甚至造成伤医、杀医等恶劣的社会性事件。

由于医院环境嘈杂,医生们忙于问诊救治,无暇顾及患者的不良情绪,并且每天的工作强度会让医护人员很疲惫,面无表情是常态,但在患者来看这种面无表情就是冷漠,继而以偏概全认为所有的医护人员都是坏的。而在医护人员眼中,作为患者你只要配合治疗就行,跟你说太多是没有用的,因为你根本理解不了。所以双方对彼此都有误解,患者所谓的医生冷漠,医生所谓的患者无知，都只是彼此单方面的假想而已。为了扭转这一恶性循环，医务社会工作者希望运用门诊派对的方式，借助节日的欢乐气氛和人文关怀服务缓解医患之间的对立关系，加强彼此之间的沟通和认识。

希波克拉底说过，比了解疾病更为重要的是了解患者。首先医生应该把患者当成是有独立思考能力的人、有思想的人，要用客观的眼光来看待彼此。医生应关注疾病背后的这个人，人生病时不仅肉体上受到折磨，且精神、心理上也有较大的波动。提倡医护人员热情接待患者，换位思考，感受患者的情绪变化，增强服务意识，不仅要重视患者的病情，还要充分考虑患者的就诊需求和意愿。在诊疗过程中，充分考虑什么治疗方案对患者最有利、对患者的损害最小、效果最好而且费用最少，原则上医生一切决策的出发点都是为了患者的利益。

积极开展整体护理模式改革，医疗行为以患者为对象而非以疾病为对象，重视患者生理、心理、社会文化等多方面的需求，比如有些医院在整体护理的基础上积极开展整体医疗模式病房的试点建设，结果表明患者满意度明显提高。

门诊派对根据不同的节日开展不同的服务内容，但总体上的思想是不变的，就是要给予患者人文关怀，这就要求医务人员要深入了解患者，从身、心、灵、社四个方面给予患者全方位的了解与关注，并且要站在患者的角度、以患者为中心开展诊疗活动，关注患者多方面的需求。

2. 病房节日派对活动实施

圣诞节是西方的盛大节日，冬至是我国的传统节气，中西节日的碰撞能够带来不一样的欢乐体验。本次活动是建立在前期心愿征集的基础上的，在圣诞节、冬至来临之际，大街上四处洋溢着节日的欢乐气氛，医院也很希望能弥补未能回家与家人共度佳节的长者们的缺憾，特通过节日派对活动为他们送去节日欢乐与祝福。

在我国素有冬至吃饺子的传统，民间也流传着“好吃不过饺子”的俗语，更有说法是冬至吃了饺子不冻耳朵，所以每逢冬至节气，饺子成为了不可缺少的佳肴。在活动开展前，医务社会工作者征集了病房里长者们的建议和想法，他们很多人表示每年冬至吃饺子是惯例，他们的愿望就是能在冬至这天吃上热气腾腾的饺子。收到这一愿望后医务社会工作者立即联系了专为老年病房供餐的后厨人员，且与老年科的主任医师商定，考虑到病房长者的身体情况，决定用比较好消化的三鲜馅儿饺子，因为长者身体较虚弱，决定每位长者的饺子不得超过 8 个。在这一天长者们如愿以偿地吃上了冬至饺子，很多长者感慨饺子真香，在病房也能感受到家的感觉。看到一群耄耋长者的脸上露出孩子般的笑容，内心深处对自己的工作又多了几分肯定。

为了增加节日气氛，医院联合了周边的小学，有 8 位小学生来到爷爷奶奶的床头为他们表演才艺，有小提琴演奏、吉他弹唱、唱歌，制作麦芽糖给医护人员、圣诞老人派发小礼物、发放心愿卡片、每位长者可选种一盆多肉绿植，一方面能够增添病房的生机，另一方面还能让长者有一种我也可以照顾多肉植物和他人的感觉，增加长者们的自我效能感。

看到表演才艺的小学生时，很多长者联想到自己孙辈，情不自禁地握着小朋友的手不放，他们中间隔着几十年的时光，但就在握手的那一瞬间让人觉得年龄差和代沟都已不再成为阻隔沟通的障碍。很多长者对现代流行音乐一窍不通，但当小学生们唱起歌、拉起小提琴的时候，他们陶醉的表情表明了他们对孩子的喜爱。

之后的圣诞老人隆重登场，鼓囊囊的礼物包让长者们充满期待，快乐的浪潮一波接着一波让人应接不暇。无论这是圣诞老人走过的第几张病床，他都会像第一次那样对所有的长者充满敬意和耐心，并且总会称赞长者选择的长筒袜是最明智、最精彩的。看到自己的选择被肯定，长者们个个笑成了一朵花。

圣诞老人的出现一下子让病房变得充满了童趣，不光是长者们开心，护士们也都个个眉开眼笑，活动进行到此仿佛是一个大家庭在举办快乐的 party，按照常规思维仿佛此情此景不应该是病房里有的，让人有一种恍若隔世走错了片场的感觉。在活动开展的过程中，志愿者、医护人员、老年患者、医务社会工作者真的像一家人一样，亲密无间地肆意大笑，互相打趣玩笑，还可以为了真诚地感谢而互相拥抱。今天的长者们个个容光焕发，在志愿者和医护人员的陪同下度过了欢乐的冬至和圣诞，真的是一次难忘又美好的回忆。

在这里只是借用圣诞和冬至表达了本项目的中心思想，那就是通过节日派对的形式让患者在医院找到家的感觉，患者和医护人员的相处就像家人一样友好和善，以这样的方法拉近医患的距离，增进彼此沟通，营造友好和谐的医患关系。

如果遇到国庆节、中秋节、重阳节或者端午节，我们的活动形式会依据节日内容发生变化，但万变不离其宗的是项目目标，所做的一切均是为了构建和谐医患关系，树立将患者的核心利益放在第一位的良好医院形象，推动医院的精神文明建设，加强医院的文化软实力建设，使医院在同等医疗水平的队伍中更具有影响力和竞争力。

3. 长者生日派对活动实施

每一个人都有生日，老年科病房里的高龄长者们也不例外，而且生日对他们来说意义更重大。医务社会工作者会借助为一位长者过生日的契机，给整个楼层的长者办一场集体生日派对，在生日派对的活动中请长者们回忆自己的童年、中青年和老年。

长者生日派对聚焦高龄长者，参与活动的长者平均年龄 91 岁，他们退休前有的是老革命，有的是人民艺术家或者单位领导，为国家和社会做出过卓越贡献，他们每个人的过去都写满了辉煌与荣耀。然而随着时间的推移，他们的身体机能开始老化，他们的眼花了，耳聋了，腿脚不方便了，此刻的他们仿佛成了时代的“弃儿”。在病房探访中听到最多的一句话是“老了老了，不像年轻的时候，现在我不中用了”。

此外比较影响高龄长者幸福感的是，随着年龄的增长带来的身体机能下降使长者身体出现多种疾病，疾病带来的疼痛、肢体障碍、卧床等导致的低自尊、低自我效能感、低幸福感时刻困扰着他们，因此社工部通过营造充满温情的病房氛围，运用生命回顾的方法让高中生聆听长者们的生命故事，他们的人生阅历和经验依旧对今天的高中生有借鉴学习意义，他们依旧能够老当益壮，他们是这个社会的财富而不是拖累。

通过正强化人生的闪光点，帮助长者们重新找到生命的意义，增加生命自豪感，提升幸福感，让他们感受到医院的温暖与关怀，改变他们的以往认知。医务社会工作者期望通过节日主题派对活动丰富患者的住院生活，患者保持良好的心情有助于身体的康复和良好医患关系的建立。

长者生日派对对医务社会工作者的实务能力要求比较高，因为面对的均是高龄长者，他们在回答问题时思维和语速都会比较慢，而且年纪大了对这些活动的参与积极性并不是很高，因此在活动开展过程中极有可能会出现沉默现象，医务社会工作者要允许组员沉默。更重要的是，医务社会工作者要识别出沉默传递的信息，这可以帮助医务社会工作者在把控沉默时间方面占据主动权。

第一种“创造性沉默”是指在一段没有语言的时间里传递了很多关于个体及其境况的有意义的信息，也可以是个体沉浸在个人的想法中自得其乐。这和“受困扰的沉默”是截然不同的，后者代表的是焦虑、尴尬和迷茫，反映出个体的痛苦、恐惧和不知所措。面对沉默医务社会工作者并不一定需要做什么，在活动中保持镇定和平静是第一种解决方法。也可以选择打破沉默的方法，通过澄清与平和的对峙能够实现这一效果。其次还可以使用自我披露的方法，但前提条件是要有利于服务对象时才能使用自我披露。

近些年，仪式治疗成为比较热门的话题。比如活动的最后推着生日蛋糕点燃蜡烛，共同为长者们唱生日祝福歌，让他们感受到被尊重和爱护。通过定制蛋糕，以生日或节日为依托增加仪式感，让长者们感受到生活的乐趣，以此来拉近医患之间的距离，打造和谐医患关系，这也可说是仪式治疗。

在国庆假期医务社会工作者会组织长者们手拿五星红旗一起唱红歌给党听，为祖国庆生。重阳节这天医务社会工作者也会在病房开展尊老敬老活动。这些节日或生日主题的活动，医务社会工作者均会进到病房或门诊，这也是一种仪式治疗的过程。

仪式治疗（ritual healing）起源于原始先民对超自然力的信仰。生活在原始社会的人们由于生产力水平低下，他们认为人的生命和健康是神灵所赐，疾病是天谴神罚，所以求神、问卦、巫术、驱邪等仪式成为他们祛除疾病、保护健康的主要方式，因此传统的仪式治疗是与当地传统文化和民间信仰有很大关系。现代仪式治疗是在传统仪式治疗的基础上演变发展而来的，无论是从形式还是内容，抑或者是服务对象和科学性上等，都增加了很多内容，被心理治疗师和社会工作者用于实践服务当中。

我们所开展的仪式治疗大多是建立在地方文化和民间信仰之上的，但为了迎合人们的需要和适应社会变迁，融合了多元文化信仰，并整合现代医疗观念，逐渐演变为现代的仪式治疗。在案例中所运用到的利用传统文化节日也是隶属地方文化的范畴。而且现代的仪式治疗更加关注被治疗者的整体健康，其治疗具有整体性，因仪式治疗具有将仪式治疗放置于外部环境的特点，所以它具有嵌入性。而且用仪式治疗做叙事还能够起到抚慰心灵的治疗效果，仪式治疗在运用时一定要加入对本土文化的思考。仪式治疗能够让住院长者在身心灵社方面有一个全面的改变，而且与当地文化相连接具有创新性和独特性，虽不具有可推广、可复制性，但对于长者个体的生命故事讲述具有契合性。

院内派对项目的特色是依据医务社会工作者的专业力量，如志愿者管理与培育、链接资源、实务技巧等。

（九）项目评估

1. 结果评估

在宏观层面，院内节日派对项目的开展和谐了医患关系，医患和谐是影响社会和谐的重要组成部分，节日派对的开展使门诊医患冲突明显减少，为和谐医院、和谐社会的构建做出了贡献。

在中观层面，医务社会工作者借助志愿者培训管理等专业技巧开展门诊和病房服务，拉近了医患之间距离，改变了就诊患者对医院及医护人员的刻板印象，为患者提供温馨美好的就诊环境，提升了医院的人文关怀水平，加强了医院文化建设，打造了医院公益友好的外在形象。

在微观层面，帮助就诊患者解决难题，舒缓他们来到医院时焦虑、紧张的不良情绪，帮助高龄长者重新寻找人生意义，建立正确的人生认知，能够接纳和享受老年生活。

2. 过程评估

在项目开展的过程中医务社会工作者将活动痕迹留存，从签到表可知，每次参与活动的总人数达 50 人，规模大、覆盖面广，该项目能够做到惠及大众。如此多的人数也能从侧面反映出该项目非常贴切服务对象的需求，受到了一致欢迎。

在活动开展的过程中，医务社会工作者认真观察活动参与者的表现与变化，包括门诊患者的情绪、人际互动以及老年科长者的肢体行为变化，并给予详细记录。记录表明门诊患者的情绪逐渐从焦虑转向乐观，并尝试着与医护人员有更多语言沟通，医护人员在行为表现上也更有耐心，病房中的长者表情变得丰富，笑容增多，更愿意与医护人员敞开心扉，拥有了更积极乐观的情绪。

四、专业反思

(一)和谐医疗环境有助于提升患者良好的就医体验

社会主义和谐社会理论告诉我们,和谐社会的内涵是指一种各方面团结合作、共同发展的良好状态,内容上包括人与自然的和谐、人自身的和谐、人与人的和谐、人与社会的和谐,只有当人和自然,人和环境处于一种和谐健康的状态,人的状态和自然的状态才能达到最好。人们在日常工作和生活中,也时时追求各种和谐发展的理想状态。当我们身处新的工作环境时,一定希望整个环境对自己是友善的,同事之间是能相互关爱和相互帮助的,工作氛围是宽容和包容的,这就是我们对于和谐工作环境的追求。当然,和谐的环境对于个体的成长具有非常明显的激励作用。在相对友善的环境中,个体的创造力明显被激发,个体的工作效率也能最大化,最终是个体和环境之间达成的一种平衡,个体在这样的环境中感受到相对有益的压力,而不是沉重的思想和精神负担。所以人们普遍向往宽松的工作环境,而不是制度教条的、纪律严苛的工作环境。

传统的医院给人的感觉是刻板的。医疗流程是非常严谨的,不允许丝毫懈怠和忙乱,就医的过程往往要按部就班,即使患者内心充满怨言,也只能能忍则忍,因为抱怨往往没有用,医疗流程不是说改就能改、想改就能改的。同时,传统的医院也给人一种失衡的感觉。患者来到医院向医护人员求助,这一动机本身就把患者置于和医护人员不相等的地位,那是一种相对弱势的地位,因为有求于你,所以我是弱者,因为你能帮助我,所以你是强者。这样的一种状况,给患者带来的往往是一种心理负担,很多人从踏进医院的大门开始,心理就失衡了,无助、无望、自卑等负面情绪随之产生。这一现象用社会主义和谐社会理论解释,就是不和谐的状态,也是一种失衡的状态。

在"院内节日派对"的案例中,很显然,医务社会工作者关注到了上述患者来到医院后面临的种种窘境,以及这样的窘境对患者带来的负面影响。因此着力运用一定的方法来对这种不和谐的状态进行改造。医务社会工作者同时注意到,在理论中,"团结协作"是能使环境达致和谐的有效途径,因此设计了能让患者共同参与的"你我同乐"的一种活动,让患者在活动中全程参与,并始终感觉到自己是整个活动的焦点和核心,这样的过程,使患者原本感受到的无助、无望和自卑情绪一扫而光,收获满满的幸福感和自尊感。

(二)共同参与是融合发展的基础和核心

这一案例的另一个基础理论是"社区参与"理论。社区参与理论的关键支撑点是通过鼓励民众参与社区事务而培养其主人翁意识,激发其对社区公共事务的责任感,并且通过参与公共活动与更多人建立关系网络,这些社会资源可以起到共享健康信息、提供心理支持,使长者心情愉悦有归属感。在我们的生活经验中,当自己被某些活动或事件排除在外时,一定不会对这一活动或事件产生好感,因为会有一种被抛弃的感觉;反之,当自己被吸纳进某一活动或事件时,一定会对活动或事件有好感,并逐渐产生一种责任意识,觉得自己应该在活动或事件发展过程中尽到责任。同理,当我们对某个活动、事件、团体产生好感时,也一定希望自己有机会能参与其中,并为之贡献力量。也正因为如此,我们才会对某些组织心存向往,并创造机会积极加入,譬如入团、入党、加入某个行业协会、加入某个学术团体等。

再回到现实环境中。在医院这样一个场域,由于其专业性和特殊性,患者一般都是外来者身份,同时被排除在医疗的主体语系之外,是一种附属者的身份,这对于患者而言是一种失衡状态,会给其心理造成失落、紧张和恐惧等负面情绪反应。当然,我们也不太可能让患者直接参与整个医疗护理过程,和医护人员一起工作,但总有某些方面或环节是可以让患者参与进来从而改变其感受的。因此,医务社会工作者通过创造一种特殊的场景,并营造一种以患者为主体的氛围,让患者在参与过程中感受快乐,以至于对医院产生一种美好的感觉,进而觉得必须以实际行动对自己的就医治病担负起责任,和医护人员一起战胜疾病和病痛。与此同时,医院传统环境对患者造成的种种负面感受也会降到最低,很多患者在参与多次此类活动后会感觉这是能令自己快乐的医院,这是自己的医院。

在我们的工作中,一般儿童专科医院运用此类活动会更多一点,因为儿童更容易受外部环境感染,很多派对类的活动、狂欢类的活动会出现在儿童专科医院。但其实只要通过合理的设计和实施,成年人也可以作为此类活动的主角,通过此类活动提升患者对医院的归属感。

太极秀项目

一、活动背景

健康是人们幸福生活的基础，也是人类恒久的追求，它关系着千家万户的幸福，也关系着民族和国家的未来。2020 年是全面建成小康社会的收官之年，没有全民健康就没有全面小康，活得更健康也算是全面小康的内容之一。党的十八大以来，习近平总书记坚持以人民为中心的发展思想，亲自谋划、亲自推动健康中国建设，始终把人民健康放在优先发展的战略地位，为实现中华民族的伟大复兴梦奠定坚实的健康基础。

全民健康的内容包括两方面，一方面是构建强大的公共卫生体系，建立中国特色基本医疗卫生制度。深化医药卫生体制改革，探索出解决医改这一世界性难题的中国方法，着力解决人民群众看病难、看病贵问题。党的十八大以来，以习近平同志为核心的党中央把建设健康中国上升为国家战略，开辟出一条符合我国实际国情的卫生与健康发展道路。深化医药卫生体制改革是健康中国建设的重要组成部分，也是百姓关切的热点和难点。随着医改进入深水区、攻坚期，习近平总书记再次明确方向，要把公益性写在医疗卫生事业的旗帜上，不能走全盘市场化、商业化的路子。要着力推进基本医疗卫生制度建设，努力在分级诊疗制度、现代医院管理制度、全民医保制度、药品供应保障制度、综合监管制度五项基本医疗卫生制度建设上去突破，显示出党中央将全面深化医改纳入改革总体部署的决心和毅力。

全民健康的另一方面是通过体育健身达到预防疾病的目的。倡导全民健身是全体人民增强体魄、健康生活的基础和保障，人民身体健康是全面建成小康社会的重要内涵。生命在于运动，体育锻炼能促进人的身体健康，提高生命质量，减少医疗开支，是实现全面健康最积极有效的手段。

全民健身关乎人民幸福,关乎民族未来。全民健身是全体人民增强体魄、健康生活的基础和保障。因此要倡导健康文明的生活方式,树立大卫生、大健康的观念,把以治病为中心转变为以人民健康为中心,打造全方位、全周期的健康建设。在大健康的背景下不仅要关注治已病,更要关注治未病,培育健康文明的生活方式才是打开健康之门的金钥匙。因此体育运动和健康的生活方式可以成为国民预防疾病、强身健体的重要方法。

二、理论基础

(一) 社会建构理论(Social construction theory)

社会建构理论来源于社会建构主义。社会建构主义是一个非常庞大和复杂的知识体系,其知识来源非常纷繁复杂,其社会学来源主要是现象学、符号互动论等,在方法论上批判科学实证主义来分析研究社会现象和问题,社会建构理论是其核心。

在生活和学术中"建构"是个常用词,它是一个来源于建筑学的名词,从词意来看它具有人工性质,即事物的结构、构成是可以人为加工改变或重塑的。建构主义认为并不是人类发现了世界,而是人类以语言、思想、实践为媒介创造了世界。因此该理论认为人的知识并不来源于世界也不存在于内心,而是来源于社会多重主体间的互动与建构,这种建构是通过个体与其他主体的社会互动实现的。

1. 社会建构理论的缘起

20 世纪 70 年代在人文社会科学当中居于主导地位的实证主义遭受现象学、解释学和语言哲学的强烈抨击,与实证主义相对的建构主义逐渐形成了自己的独特理论体系,并日渐兴起。1966 年伯格与卢克曼在两人合著的《现实的社会建构》中首次提出社会建构的概念。他们认为社会建构就是指社会成员的日常生活现实通过外部化、客观化和内在化三个过程在世俗的社会行为中建构出来。由定义可知,社会建构主义实际上是一种认识论,即个人的认识和知识是在具体的社会文化背景下通过与他人的互动建构出来的,然而这种建构不单单是个人的建构,而是社会不同主体之间共同作用的结果。

因此,社会建构主义强调社会在建构过程中的作用,在西方它极为盛行但也充满了争议,因为它针对社会现实与社会关系提出了与实证主义完全不同的见解，为人们理解社会现象提供了一种崭新的视角。

2. 社会建构理论的内容

社会建构理论是在构建主义理论的基础上产生的，它的理论来源主要有三个方面：皮亚杰的结构观与构建观、维果茨基的心理发展理论和布鲁纳的认知理论。“最近发展区”理论是社会建构理论的理论来源之一，“最近发展区”是指：一种是儿童在正常的情况下自己能够独立完成任务的能力水平，另外一种是儿童无法独立完成，但在教师的指导和帮助之下能够顺利完成任务的能力水平，这两种能力之间的差距就称之为最近发展区。

社会与自然界是并不完全一样的生物有机体，科学的实证主义研究方法并不能解决所有的社会问题，对于一些社会现象要从主观、文化、社会规则习俗等角度为切入点，自然科学方法并不适应社会科学领域，这一点表明了社会建构理论与科学实证主义相比是具有优越性的。

社会建构主义认为不存在绝对客观的社会现实、知识与逻辑。人类获取的经验和知识并不是最终的，而是从他人建构的知识体系中得来的，而且社会环境也在日新月异地变化着，因此人们的知识、认知和建构也要随着时代的更迭保持常新状态，不要通过非黑即白的武断方式来判断不同理念的好坏与对错。

对待普遍化、绝对化的知识要时刻保持怀疑态度，我们所谓的社会事实是组织内部的成员通过交流互动和对话形成的。“事实”本身是没有对错之分的，因为建构的主体是个人，每个人的喜好都不同，个体的独特性与共性都非常明显。每个人不同的社会背景就决定了人们会对同一个社会事实产生不同的感受，比如在生活中同样一个物件有人爱有人厌，这就充分说明了人从自身角度建构社会现实时会因建构主体的不同而产生截然相反的结果，因此并不存在绝对正确的社会现实，每个人对社会现实的感受和想法都应该被平等对待和尊重。

社会现实是主观的，没有任何绝对的规律可寻。个人主观建构的意义在社会现象和社会现实占据核心地位，个体的价值观、态度倾向等非客观规律对行为模式有着决定性作用，决定个体行为模式的意义虽是主观建构的，但并没有脱离社会现实的基础，意义的建构是在社会现实的基础上加入个体主观建构而形成的。换言之，社会建构既来源于客观存在（即社会现实），也是社会现实在人脑中的反映。也就是说社会建构并不是完全脱离实际、完全天马行空的建构，而是基于一定社会现实，并在此基础上给予的主观方面的再创造再加工。

在女性主义方面，社会建构理论认为，社会性别是以生理性别为基础的社会建构，刚出生的婴儿是没有性别认同的，但他们在成长环境中，性别的概念和行为规范会按照当时当地的风俗习惯和文化建构起来，在成长的过程中个体通过重复的观察和与其他个体的互动，对有关性别的规则和习俗进行不断建构最终形成性别认同。长期以来，人们普遍认为男性应该有男性气质，即勇敢、坚强、独立，女性也理应具有女性气质，即温柔、贤惠、体贴。然而这些所谓的气质并不是两性天生就具备的，而是经过后天社会习俗对性别角色的期待建构才形成的。

人类在进行建构时要保持个体的主观能动性，面对外在纷繁复杂的知识一定要有自主辨别和判断能力，不能全盘接受，也不能完全摒弃，要掌握辩证思维的方法和技巧。

任何“事实”都是历史的产物，是在历史进程中被政治、经济、文化和社会等多种因素建构形塑的结果。个体在社会背景下通过与他人的互动，主动构建自己的认识和知识，这一点与人在环境中的观点非常接近，即个体的认知与整个文化社会环境具有密不可分的关系。

社会建构主义非常重视过程，也同样重视产出。该理论认为一个过程就是一个工具，它能够引导一个解决方案的实施或一个产品的完成；显然，一个产品就可以被看做是组织目标或公共项目目标的实现。

综上所述，在日常生活中对方做出一个行为后对他人以某种方式回应是有预期的，长此以往双方将习得这种预期的回应，并将其发展演变为共有观念，紧接着双方把这个当做起点，并在以后的互动中再现这些共有观念。在这个不断互动的过程中，行为者把原来自己所独有的知识分配变成一种共有知识的分配状态。在结构产生之后，个体之间就会在这一文化背景下进行持续互动，一方面使身份不断得以造就和再造，另一方面又会不断使文化得到巩固和加强，这就是在互动中社会习惯、文化习俗建构形成的过程。

3. 该理论在各领域内的实践

之后学者们从各方面对社会建构理论进行补充和完善，并将此理论运用到教育教学、公共行政、心理学、女权主义等多个领域。

在教育教学中,社会建构理论认为学习是学习者对意义的建构,是双方互动的结果,社会建构本身也是一个学习过程。个体之间保持着持续的思想与经验共享,这样有助于更好地沟通彼此之间的观点。教学也是同样的道理,不应该是教师向学生单方面移交或灌输知识,而是相互沟通教学相长的过程。社会建构主义认为的教育是双方带着各自不同的社会背景,通过双方之间的沟通、互动、协商等实现知识的交换与意义的建构。老师应该是学生建构意义的协作者和促进者,帮助学生完成对教学内容的全面深刻建构。

建立在社会建构主义理论上的教学具有以下特征:老师要把学生当做是意义的主动建构者,而不是被动接收知识的学习机器;教学活动以学生为中心开展,把课堂的主体还给学生;在教学活动中老师扮演着组织者、引导者以及学生建构意义的参与者角色,在学习过程中老师是学生的指引者,而不是包办者、决断者。

在公共行政领域中,学者根据社会建构理论的内容来分析基层政府政策执行难的问题,最终提出建议,在政策制定前要与多元主体平等充分对话、沟通、协商,尊重他们的想法和诉求。在政策执行过程中要注重政策的公平公正性,在政策执行的后续阶段要加强对政策反响的监督,并针对其中不合理部分进行灵活变通,同时也要加强执法人员对政策的理解,促进法律适用主体间的多层次互动。

4. 社会建构理论的评述

社会建构理论对于实证主义的批判和修正对学术的发展来说无疑具有重大社会历史意义,它开辟出用关系取代实体的独特视角来看待社会现象,将社会现实转变为社会历史性的关系事件,尽管有时候并不是那么清晰,但这种与实证主义截然相反的方法极大推动了社会学的研究与变革,成为西方社会学中一个重要现象。

然而社会建构理论的本身也充满了矛盾性和多样性,它本身就包括情景界定、标签理论、自我实现预言、女性主义和社会问题社会学等多种立场和派别,并以各种不同的方式与其所批判的对立面分享了某些重要的背景,表明该理论本身具有高度复杂性和曲折性。社会建构理论的发展经历了以齐美尔、米德为代表的第一阶段的主体视角,也经历了第二阶段的客体主义者,与此前两个阶段均不相同的是以布迪厄为代表的第三阶段反主客体二元论的理论视角。学者们有意识地避开非主观即客观、非主体即客体的选择,但仍旧摆脱不了主客体二元论的桎梏,即便是那些企图超越二元论的建构主义者无意当中也成为了了二元论的受害者。因此当下比较重要的任务在于寻找到超越主客观二元论的建构主义路径。

5. 理论运用

社会建构理论的核心观点是对某一事物形成的看法是多方主体互动、建构的结果,它并不是完全客观或主观,而是在客观现实的基础上加上个体的主观判断。然而现实情况是,人们对太极的认知呈现两极分化状态,这使太极陷于十分尴尬的境地。太极虽是土生土长的体育项目,但由于武术难以进入奥运会正式比赛项目,也很少有职业联赛,尽管教育部门竭力推广普及,现在的学生喜欢追求时尚和潮流,认为太极这类的传统文化已过时,因此不管是在学校还是在社会,太极的推广相比篮球和足球困难得多。

太极遭遇冷落处境及居于边缘化地位的原因是社会大众对其的消极建构,是当事者在与他人交流的过程中或者加上自己接触太极后的感受,两者汇聚形成了个体对太极的非良性建构。建构并非完全客观但也不是完全脱离现实基础,它是在原有基础上的再创造。太极作为国粹,不仅可帮助国民强健体魄,而且已被证实在预防老年人摔倒、增强身体免疫力等方面有显著效果,因此要借助建构理论推动社会大众对太极的积极建构。建构理论的内容分为两部分,一是个体接触后对太极的看法,另一部分是个体与他人交流后对太极的看法。若想形成对太极的积极建构,一方面太极要简化动作降低难度,因为简化是太极广泛传播的基点,使个体接触后易形成积极建构,另一方面要加强太极的宣传,太极在起源之初就受到中国养生文化的影响并且在平复、舒缓情绪方面有积极作用,因此从养生、养性的角度进行推广太极,有助于扭转太极的处境,引导人们建立健康生活方式,帮助实现全民健康,加速全面建设小康社会目标的实现。

(二) 社区教育(Community education)

社区教育从本质上来说是教育与社区生活相结合的教育形态。根据史书记载可知,远古时期燧人氏教人们钻木取火,神农氏教人们耕地,伏羲氏教人们狩猎,这些可算作是最早期的非形式、组织化的原生态的社区教育。到了农业社会，人们逐渐依据地缘、血缘关系建立起宗亲关系，这时的社区成员主要通过家庭、社区成员之间的人际交往、师徒相传或乡规民约学习简单的劳动技能，在日常生活中习得社会伦理意识并养成社会行为习惯，这算作是自然形态的社区教育。社区教育在我国具有悠久的历史和深厚的根基，近年来也呈现了蓬勃向上的发展态势。

1. 社区教育的发展历程

18世纪中叶到20世纪中叶人类逐渐步入工业社会，工业化生产带来了城市化运动，很多农村社区变为城市社区，面对新的环境很多人出现了不适应的情况，为了加快农村个体向城市个体角色的转变，城镇化自然形态的社区逐渐朝着制度化、形式化、组织化社区教育形态发展。最早的社区学校创建于1844年，宗旨是增进社区居民的文化素养和生活幸福度。之后这种以社区学校为基本形态的社区教育成为了主流。

20世纪以来，随着我国民主革命和民族救亡运动的兴起，各大城市开始出现工人夜校、民众教育馆等形式的社区教育，在农村掀起了“乡村教育运动”的高潮，比如晏阳初开展的平民教育实验、陶行知组织的改造全国乡村教育的生活教育实验、梁漱溟推行的乡村建设实验等。

随着知识经济时代的到来，活到老学到老的终身学习理念深入人心，学习型社会的到来标志着现代社区教育的形成。20世纪80年代以来，我国的社区教育进入自觉组织发展时期，该时期的学术研究仍旧处于酝酿起步阶段，特点是研究成果数量少，研究内容主要集中在对国外社区教育方法的借鉴，对社区教育的理论和实践研究较为粗浅。

20世纪90年代以后我国社区教育进入到实体化、组织化发展时期，各大城市的社区学校形成了社区学院、社区学校及其教学点的三级发展网络，该时期的学术研究处于探索发展阶段，相比第一阶段，社区教育的相关文献研究显著增多，出发点更多样，着重于教育的社会化和社会的教育化，研究的深度和专业度上升。

2000年以后我国的社区教育进入实验时期，呈现了井喷式的发展态势，全国各地的社区教育实验区遍地开花。该时期的研究内容覆盖了社区教育的主要领域，明确提出终身教育和建设学习型社会的思想，理论研究深度不断加强。在各级政府、教育主管部门的支持下，我国的社区教育呈现了蓬勃发展的良好局面。

2. 社区教育的主要内容

社区教育是指在一定的区域范围内，以社区为主体，面向社区全体民众开展的各种教育活动和过程的集合体。但是关于社区教育较多学者的侧重点不同，一些学者认为强调社会属性与教育属性的融合，认为社区教育是为满足社区居民学习需求而提供的有组织的教育服务。

(1) 社区教育的发展模式

所谓的发展模式就是指在开展社区教育的过程中总结提炼出的工作机制和方略。按照我国社区教育发展模式出现的先后顺序和办学层次，将其分成以下五种模式：第一种是以学校为主体的模式，主要是指学校利用自身的办学资源和优势开展校外活动，该模式的特点是学校为主、自愿结合、互惠互利、便于管理；第二种是以街道为中心的模式，主要以社区文化、服务为着眼点开展各种教育性活动，特点是地区为主、政府协调、社会参与、双向服务、共育人才；第三种是以地域为边界的模式，多方主体组成社区教育协调委员会，特点是以学校为主、以学区为依托、党员社会多方力量发挥优势，实现教育社会化；第四种是以企业为中心的厂区型模式，特点是学校与外部的关系畅通，各有关单位之间亲和力、凝聚力强，便于组织和管理，经济实力雄厚；第五种是以社区学院为龙头的模式，具有典型代表性的是高校中的继续教育学院，组织开展成人自考相关比较职业和专业的社区教育活动。

(2) 社区教育的性质

关于我国社区教育的性质，有学者提出了四种性质，分别是教育性、地域性、群众性和灵活性。也有学者提出“四性说”和“八性说”，前者是指地缘性、正和性、开放性、互补性，后者是指广延性、育员性、地域性、广参性、即需性、多样性、组织性和共管性。其实这么多性质当中，我认为最本质的是自主性和自发性，社区教育最根本依赖的还是广大人民群众，若该社区居民自主性高，一定能把社区教育办得红红火火。因此这也启示我们的基层社会治理要适当放权，让社区居民充分发挥个体主观能动性。

(3) 我国社区教育的特点

社区性是社区教育的本源特征，社区教育是在社区内部进行的，每个社区的位置不同，人员构成不同，拥有的资源也不同，差别很大，因此在开展社区教育时要因地制宜，结合自身特点打造具有个体特色的社区教育。其次是群众性特点。社区教育的开展要依靠社区群众，需要培养群众的参与意识与社区意识，打造坚实的群众基础。第三是“三全”性。社区教育是面向社区的全员教育，是关注社区成员终身发展的全程教育，是关注社区成员各方面的全面教育。第四是统筹性。加强社区教育横向和纵向的统筹性，建立起政府统筹、市场调节、社会参与和学校自主办学相结合的社区教育运行机制。

3. 社区教育遇到的发展问题及对策

要将社区教育放置于更宏观、更广阔的社会大环境中研究，因为社会经济是社会变迁的最终决定性力量，对社区教育也有着深刻的影响。作为社会治理的重要组成部分，社会、政治及经济也会对其造成多种影响，因此要将社区教育放到更广阔的环境中，与多方面多联合创新出更多发展路径。

要建立以社区居民为本的理念，如果社区教育不以居民的需求为本，那社区教育的内容便无法适应社区民众的需求，民众参与社区教育的兴趣就会下降，社区教育的效果就会大打折扣，造成社区教育资源的浪费。因此社区教育的组织者和实施者必须将居民的需求作为重点和出发点，广泛听取民众意见，灵活安排社区教育的基本内容，确立贴切的学习目标，设定相应的教学模式，打造社区居民喜闻乐见的社区教育。

另一方面，社区教育还应该根据社区民众的实际要求，不断创新社区教育形式。因为社区教育形式关系到社区教育的质量，也关系到民众参与程度。同时也应当不断创新教育产品的供给形式，提升社区民众的学习体验度。

其中最重要的一点是要充分发挥社区居民的主体性，提升社区居民参与社区教育的管理能力和积极性，让他们真正地参与到社区教育中来，这也是区分现代社区教育与传统社区教育的重要特点。

当前大多数研究只是对国外的研究现状进行介绍，将国外经验简单总结为解决国内社区教育问题的方法，没有将国外经验有效转化为适合当前国情的本土对策，因此社区教育的本土化有待进一步推进，要将国外先进的社区教育理念、方法经验与我国社区教育的实际情况相结合，构建具有本土特色的社区教育模式和体系。

党的十九大报告指出，当前我国社会主要矛盾是人民日益增长的美好生活需要和不平衡不充分发展之间的矛盾。社区教育一直被视为是城市社区独有的，社区教育作为一种教育产品也只在城市社区中才会供给，随着我国城镇一体化建设进程的推进，将会有一大批混合型社区出现，社区教育在其中承担着农村居民城镇化的重任，协助农村人顺利实现向城镇人的角色转变。即便是纯粹的农村区域，随着社会经济的发展，对社区教育已然拥有较高的需求。因此需要拓宽社区教育的形式，将农村社区教育纳入到一体化的社区教育体系中，推动城乡之间社区教育的交流与互动。

社区教育要实现教育时空的突破，建设线上线下互动体系。以往社区教育的开展是有固定场所和时间的，但如果社区居民因为工作学习无法去往现场就不能参加，减弱了社区居民参与社区教育的积极性，降低了社区教育普及水平。如今随着信息时代的到来，社区教育可借助信息科技打破时空限制，社区居民可随时随地选择自己感兴趣的课程，享受高质量的社区教育资源。线上与线下教育之间是良性互动的过程，双方优势互补互利共赢，可以充分保障资源的共享，进而为全体社区居民提供优质的教育服务，不断提升社区教育的实效。

健全的规约和法律体系是保证社区教育顺利开展的重要前提。因为规约本身是不具有强制力的，它是依靠组织者个人的威望和参与者的自觉来达到管理目的，单单依靠规约无法实现治理秩序的维持。如果单纯依靠法律和规章制度，会让社区居民感觉组织者冷冰冰的不近人情，没有人情味，这样单一、僵硬管理方法还有可能使社区居民丧失主体性，陷入被动的治理体系当中。因此新时代的社区教育要依靠法律与规约共用，既可以保证管理效果，又可以让居民感受到充满暖暖人情味的管理。要呼吁加快制定专门的社区教育法，对社区教育的主体、客体、资源、模式等进行细化和规范，并保证法律条文的可执行性，保障社区居民在参与过程中的言论自由、参与自由和表达自由，以提升社区居民的主体创造性，促进社区教育的有序发展。

4. 理论运用

社区教育的目的是满足人们在离开了学校系统教育之后的社会再教育，随着学习型社会的到来，社区教育将活到老学到老的终身学习理念纳入其中，标志着现代化社区教育的形成。社会建构理论认为不存在绝对客观的社会现实、知识与逻辑，人类获取的经验和知识并不是最终的，而是从他人建构的知识体系中得来的。目前社会环境日新月异,因此人们的知识、认知和建构也随着时代的更迭保持常新状态。这一观点与社区教育的终身学习理念不谋而合,社区教育可作为社会建构理论的落脚点和载体。

社会建构理论的来源之一是皮亚杰的"最近发展区",即能够独立完成工作的能力与在他人帮助下完成工作的能力之间的差别,社区教育就是在不断缩短"最近发展区",社区、学校以及社区学院期待通过继续教育的方式提升居民能力,激发居民的自我效能感。但事实情况并不乐观,远离居民生活实际的课程内容无法吸引居民兴趣;线下课程的形式太单一,使上班、上学的居民无法参与其中;老师台上讲居民台下听的上课方式太枯燥,社区教育提供的课程内容和形式无法满足居民的需求,最终使社区教育陷入困窘境地,这一状况急需改进。

社区教育的模式有五种,分别是学校、街道、地域、企业、社区学院。以上模式可为太极的积极建构提供具体途径,并且太极的授课形式生动,课程内容贴近群众生活,可开展线上线下双重互动的多样方式,再加上社会政策的宣传推广,因此太极的引入能够为社区教育的发展注入活力,也使太极的受众面更加广泛,这一举措能够实现太极的积极建构和社区教育焕发活力的双赢。

三、项目简介

太极是我国优秀民族传统文化精髓,也是促进健康发展的体育项目之一。太极秀项目的目的是希望借助社区教育平台,使社区居民能够通过相互建构的方式形成对健康生活方式的认知,并不断地去重复这一行为,逐渐使这一行为演变为社会习惯,并期望以表演太极的方式,向社会大众传递健康生活、运动健身的理念,弘扬中华传统文化。医院患者练太极,这一适当运动有利于疾病的康复;医护人员练太极不仅能够舒缓身心调节压力,还能丰富精神文化生活,找寻生活乐趣;社区居民练太极能够强身健体、延年益寿、预防疾病,最重要的是通过项目组员的宣传和巡演能够吸引更多人加入,使全民健身的理念深入人心。

(一)目标

1. 短期目标

帮助项目参与者舒缓压力,减轻病痛,增强体质,丰富精神文化生活,提升幸福感。

2. 中期目标

丰富医院的精神文化建设，打造关爱职工与患者的友好医院形象。

3. 长期目标

推动全民全社会树立健康生活方式，实现广大人民对美好生活的向往，实现健康中国的战略目标。

(二) 时间

2018年9月起

(三) 地点

附近居委会、医院、学校或公园广场

(四) 参与人员

癌症俱乐部成员、医院志愿者、附近社区居民、医院工作人员、学校学生等。

(五) 项目策划

1. 准备阶段

医院的医务社会工作者了解到医院的一位志愿者是太极迷，当时就萌生了想要将他这一兴趣特长加以包装宣传做成项目。有了想法之后，结合当前社会背景以及宏观社会政策热点，结合这位志愿者的自身特色，撰写了大致的项目策划书。之后，积极排摸周边社区、学校、社区学校、社区医院等资源，寻找有合作意向的单位。最后通过资源的链接与整合，确定医院、××学校与××社区确立同盟关系，三者相互协商，互相尊重，互相支持分享。

(1) 项目前期的宣传

跨界合作这一新颖方式一经推出就吸引了媒体关注，并且活动内容也是非常具有特色的世界非物质文化遗产——太极。在达成小康社会目标的关键时期，健康中国已被纳入国家发展战略，在此基础上号召全民健身和拥有健康的生活方式，这一宏观背景决定了太极秀项目引人瞩目。前期的活动宣传与社区、学校共同完成，采取线上线下相结合、多渠道、多人群的宣传模式。

(2) 所需物资的筹集

各自单位提供所需物资，医院社工部提供太极师资力量。

2. 实施阶段

(1) 共建签约

为积极响应2016年国家提出的健康中国战略,医务社会工作者携手太极,推进全民健身,继承和发扬传统文化,提升身体素质,助力建设健康中国,为建设全面小康社会打下基础。医院社工部按照"优势互补、互惠互利、同创共建,和谐发展"的原则与周边××学校、××街道达成共建共识,多方本着群策群力、共享共建精神,为项目的顺利开展做好充足准备。

(2) 项目宣传活动

学校将活动方案发放给各年级班主任或体育老师,前期做好充分宣传动员工作,让孩子们从电子游戏中跳脱出来,从繁重的课业中解放出来,利用课余时间参加二十四式太极拳的练习。社区可利用在宣告栏张贴招募太极学员的海报,特别注明是公益学习班不收任何费用,也可发在业主微信群或者楼组长上门宣传动员。医院可将招募海报张贴至各科室楼层的宣传栏,或者告知护士长让其帮忙宣传,也可将海报发到医院员工微信群或者医务社会工作者将招募信息发到各自的朋友圈。采取线上线下多渠道、多方式广泛招募学员。

(3) 共建活动方案

由医院社工部的太极团队负责为学校和社区的太极学员教授二十四式太极拳,每周安排好固定的讲授时间,待练习初具模样后,确定汇演时间、地点。三支共建单位的太极队伍进行比赛,由评委打分并最终评出一、二、三等奖各一名。为了让比赛变得更有趣一些,届时邀请社工部的沪剧团、钢琴音乐教室的志愿者前来助阵表演节目,让汇演的层次和节目更加丰富。

(六) 所需物资

三支太极队伍需解决各自的场地问题,服装道具的相关装备也需要自己配备。

序　号	物　资	数　量	单价(元)	金额(元)
1	文件夹	25	20	500
2	背景板	1	200	200

续 表

序 号	物 资	数 量	单价(元)	金额(元)
3	海报	50	2	100
4	马克笔	10	10	100
5	茶歇	1	200	200
6	服装道具	1	500	500
7	瓶装水	500	2	1 000
8	白纸	3	2	6
总计	2 606			

(七) 风险对策

预 计 风 险	应 对 方 法
1. 因为是户外活动,所以天气因素尤为重要,如果遇上下雨天医院前的广场将无法练太极。	若是下雨天,可将练太极的团队迁移至室内大厅举办。
2. 在最终汇演环节,万一有组员不能准时出席,耽误现场排练或者演出,影响太极团队的成绩。	每支队伍都可以准备几名待选学员,当正式学员出现状况时,能立即找到替补人员。
3. 担心汇演环节现场出现差错,比如找不准自己站的位置或者队形变换时无法做到统一动作。	正式演出前一定要保证三支太极团队全部彩排一遍,将遇到的问题进行逐一解决,提高临场应变能力。
4. 担心一上场队员找不准自己的队形位置,影响演出效果。	预演时固定好位置并做好标记,到了正式演出就按预演时的位置。
5. 担心现场人多,在入场和离场时会出现安全隐患。	可将会议室所有的门全部打开,实现人员分流,提前规定好每支队伍进出的门号,从不同的门口进出,可适当减少人流量,降低意外发生的概率。

(八) 项目实施

1. 共建签约启动仪式

- 活动主题:共建签约仪式
- 活动日期:××年××月××日 10:00—11:00
- 活动目标:签订共建合约,共同商定项目的未来开展计划。

● 活动地点：医院会议室

活动名称	活动内容	所需物资
1. 项目开幕式	医院领导为各共建单位的到来表示欢迎，并为项目未来发展提供建议。	文件夹、麦克风
2. 项目背景介绍	医务社会工作者做项目背景介绍，帮助与会成员熟悉项目的核心理念，增加该项目的宣传。	文件夹、麦克风
3. 签约仪式	医院领导分别与学校、社区负责人签订合约，盟约成立有利于推进项目运行。	文件夹、麦克风
4. 上海市太极协会会长发言	说明继承和弘扬太极的必要性，给予项目支持，给予深层次开展项目的建议。	文件夹、麦克风
5. 太极志愿者发言	介绍项目实施的大致步骤，开展过程中的难点以及克服办法。	文件夹、麦克风
6. 项目合作方代表致辞	社区与学校负责人对太极这一健康活动的引入表示欢迎，并期望通过努力把项目做好。	文件夹、麦克风
7. 项目揭牌仪式	医院领导、学校负责人、社区负责人共同为项目揭牌，预示着学校—社区—医院共建联盟的成立。	铜牌、红布、立架
8. 合影留念	所有与会者移步至背景板合影留念。	背景板、相机

太极作为我国重要的非物质文化遗产，能够起到防未病的功效，对体质健康有很大的促进作用。太极注重身心合一，与健康中国弘扬的身心协调发展理念极为契合，太极既养身又养心的双重功效对人的健康有积极促进作用。因此应大力推进太极进学校、社区、医院，助力实现全民健康。

2. 推进太极进医院

医院医护人员工作任务重，日常压力大，社工部推出“欢乐练太极，健康展风采”为主题的活动，积极动员本院职工前来参加。不仅可提升他们的身体健康水平，还能舒缓压力，使他们的身心得到放松。

志愿者一整套太极拳法打下来如行云流水且收放自如，经过现场的简单示范后，老师耐心细致地为大家讲述太极拳的起源、派别及简单拳法，让学员们对太极拳在理论上有了一定了解，然后通过动作示范让大家慢慢领悟太极拳的精髓。热身运动过后，老师讲授二十四式太极拳的打法，从最基础的动作一站开始，也许听着简单，但可不是人人都能做到的。老师为学员们示范了二十四式的初级入门拳法，跟随着老师，学员们从太极拳的起势开始由浅入深地不断练习。

经过志愿者团队几天的认真教授，学员们的太极招式也变得有模有样。每天清晨，在医院广场上练太极的人数在不断增加，有穿白大褂的医护人员，也有身着病号服的患者，他们一起迎着清晨的阳光，跟随志愿者练习。黄色上衣与白色长裤搭配在一起，在阳光的照耀下腰间的红色丝带若隐若现，将他们矫健的身姿投射在地上再拉长。这支日益壮大的太极团队吸引了不少院外路人驻足观看，俨然成了这条路上最亮丽的风景线。

3. 推进太极进社区

随着人口老龄化的发展，中国政府在医疗和长期护理方面的支出将会在未来四十年翻一番，我国在之后的时间里会面临着巨大的医疗压力。为此，2016年国家出台政策，将全民健康作为国家发展战略提上日程，没有人民健康哪来全面小康，人民健康是小康社会的重要内容。在即将建成小康社会之际，政府不仅希望百姓能够看得上病、看得好病，更希望人们能够管理好自己的健康，少得病甚至是不得病。在实现这一目标的过程中，太极可发挥重要的作用。

在社区中推行太极的最大优点就是受众广。医院与居委会联合，进行前期的广泛宣传。社区开展了单场的太极表演秀，吸引较多居民驻足观看。另外还提供太极公益课，讲授练太极对身体健康的作用。做完这些工作之后，社区在布告栏张贴了招募太极学员的海报，因前期宣传工作做得很到位，因此海报一经张贴，短时间内就收到了很多报名，其中老年人居多，这种现象与国外学者的研究结论非常符合。

太极拳作为中国武术的分支，是备受中老年人青睐的健身方式。最初太极的练习是与强身健体和自我防卫有关，如今太极在帮助人们协调四肢这方面被较多关注。报道称，太极在改善老年人的平衡、韧性、力量、认知能力和疼痛缓解方面有积极作用。因此英国老年医学会、美国预防服务组等强烈推荐通过练习太极来减少老年人跌倒的发生。社区的长者非常了解太极在预防摔倒方面的作用，我们都知道，摔倒对老年人而言危害巨大，上海社区的老龄化远远高于全国平均水平，因此太极一在社区推出便得到了众多老年人的欢迎。

活动名称	目　的	活　动　内　容	物　资
1. 宣传招募	招募到更多学员，扩大活动的影响力，惠及更多人。	可以在布告栏张贴太极公益活动的招募海报或板报；楼组长将招募公告发布到居民微信群；楼组长进行上门宣传或者广播宣传招募。	海报
2. 开班仪式	订立契约，保证参与活动的连续性，了解组员的基本情况。	在开班仪式上，活动负责人介绍太极学习班的班规。 为了保证学习的连续性，规定班级是封闭性质，学习班是公益性质不收任何费用，但一旦加入就要坚持到底。	场地、大白纸、马克笔
3. 太极是什么	带领大家认识太极。	介绍太极的起源和发展，介绍太极的特点，讲解太极的基本要求和要领。	音响、演示设备
4. 如何打太极	学习太极招式。	先教授基本功。首先要学会站，学习虚灵顶劲、含胸拔背、腋下空松、立身中正；其次学习单式桩功，进一步体会身体四肢的位置。学员跟着练习，并由老师来试劲，验证学员姿势是否正确，并给予纠正。 接着学习走猫步，体会在行进过程中的身法要求。以上全部学会之后学习段落连接。动作练习顺畅之后就可以练完整的套路了。在学习套路时，志愿者以具体招式、动作为载体现场教学。	
5. 有针对性地训练和指导	能够让整支队伍保持较一致的进度。	每天结束练习后志愿者均会让那些表现还能够更上一层楼的学员留下，多给予指导、练习。学员们看在眼里，心理上不知不觉也开始重视起来，整个学习班的学习氛围良好，凝聚力很强，期待能在汇演中取得好成绩。	

4. 推进太极进校园

- 活动主题：太极进校园
- 活动日期：××年××月××日课间休息时间
- 活动目标：增强学生体魄，锻炼学生意志，减缓学习压力。中小学阶段是价值观形成的关键期，学习太极能够使学生形成正确的三观，在学习和接触太极的过程中可对这项运动形成自主认知，促进太极运动的发展。

● 活动地点：学校操场

随着全球化的快速发展，各国之间的政治、经济、文化相互交融，我国的太极也走出国门，深受外国朋友的欢迎。在美国加州每年都会举办太极比赛，参与人数呈现连年递增。

2010年教育部下发通知，各级部门要在意识上重视武术（太极也是武术的一种），这对提升青少年身体素质有重要作用，要将武术在全国普通中小学中推广普及，学校和相关部门要加强体育老师专业技能的培训。但近年来一些民族传统体育在逐渐边缘化，太极在生活中被冷落确是事实。为了扭转这一局面，可采取一系列解决措施，如开展有关太极的竞赛，竞赛有利于多方交流，弘扬太极所传递的精神，挖掘运动员的潜能，提高技术水平；用争取荣誉的方式，培养学生的上进心，增强学生的自信心，使学生更愿意主动参与太极的学习，促进身体和心理共同成长。

另一个非常具有开创意义的建议是，将太极和医学相结合，共同渗透到学生的日常生活中。因为现在学生的课业非常繁重，用眼疲劳，用眼过度，使很多孩子小小年纪便戴上了厚厚的镜片。还有一部分学生因为坐姿不正，导致脊柱弯曲、颈椎疼痛等问题。这些均可通过太极拳、健身气功、健身操来改善。将武医结合的理念渗透到学生的健康成长中去，让学生懂得保护自己，增强体质，积极践行“健康中国”战略。

在学校推广太极的宏观环境是非常向好的。2010年8月教育部与国家体育总局联合发文，将武术健身操在全国中小学推广实施，将校园作为中华传统文化传播的载体。如今提倡“健康中国”，武术进校园迎来了曙光，借助这一契机推进武术进校园，不仅可以继承和弘扬传统文化，还能为健康新战略提供年轻鲜活的动力，并在政府推动下将太极发扬光大。

5. 太极秀最终汇演

● 活动主题：太极秀最终汇演

● 活动日期：××年××月××日 14:00—16:00

● 活动目标：呈现三支队伍的训练成果，为三支队伍搭建互相交流的平台，对太极进校园、社区、医院的经验进行总结分享。

● 活动地点：医院广场

活动名称	活动内容	活动物资
1. 做好前期准备，保证汇演顺利开展	申请场地，购买茶歇和活动物资，确定出席汇演的人员名单，制作席卡、座位帖，确定演出节目、内容及顺序，选定主持人，准备主持稿，通知社区和学校汇演的时间和地点，召集志愿者并分配岗位具体到个人，确定签到流程等相关事宜。	茶歇、席卡、主持稿、音响、投影等设备
2. 项目成果总结	医院领导对共建项目取得的成果表示肯定与赞扬，并鼓励再接再厉。	话筒、演讲稿
3. 介绍赛制和评委		奖牌、比赛赛制
4. 太极团队开场表演	由医院志愿者带领其太极团队为大家表演一段太极拳，短短3分钟的表演引来了观众们的多次掌声，评委也对他们专业的表演交头称赞、夸奖连连。	场地、道具：太极剑
5. 学校太极团队展示	根据抽签决定上场顺序，第一个上场的是学校太极团队。他们是一群来自六年级的学生，统一着蓝白相间运动服，孩子们挺拔矫健的身姿洋溢着满满的青春正能量。在表演时动作整齐划一，展现了太极刚柔并济的特点，队员之间配合默契仪态大方。	抽签纸张
6. 医院太极团队展示	医院太极团队由12名组员组成，其中有两名是来自肿瘤科的住院患者，他们动作标准规范，能看出平常的练习很下功夫。	场地
7. 社区太极团队展示	社区太极团队人多气势强，以退休长者居多。他们的太极表演非常具有创新性，除了规定的二十四式太极拳以外，他们还加入了新的元素，非常出彩，而且队形的编排与设计非常时尚清爽。	
8. 汇演总结和颁奖	对本次项目活动作简单总结。	发言稿、话筒
9. 总结升华	由主持人宣布活动结束，期望下一阶段的共融共建能够再上一层楼。	发言稿、话筒

（九）项目评估

1. 过程评估

太极秀项目的受益人群非常广泛，希望有尽可能多的人参与到这个项目中，将全民健身的理念不断传递，一起推动"健康中国"战略的落地实施。因此受益人群没有特定的限制范围，而是越多越好。太极秀项目自推广实施以来，在医院、学校、社区中有将近一千人的接触覆盖面，远远超过了目标数字。

医院、学校、社区三家单位签署的共建合约内容均得到了有效实施，在开展太极培训时通常会有签到表和签退表、拍照写新闻稿或者发微信推文，保证出勤率和活动的切实性。我们要求学校和社区在培训时也都拍照片留存并与我们共享。这些照片和文字资料证明了实际活动开展与项目书计划内容是一致的，并且保质保量得以完成。

2. 结果评估

学习团队成员在开课前做了简单的问卷测量，测量维度包括情绪、身体、心理，在完成最终汇演后进行再次测量。量表前后对比显示有63%的学员认为持续练太极对自己的身体有好处，并愿意一直坚持下去。有45%的学员认为练习太极能够让自己的心胸开阔，情绪平稳，并认为这是很神奇的变化。有80%的学员认识到身体健康对幸福生活的重要意义，很愿意向周边的人传递全民健身的理念，且认同身体健康是人生最大的财富。

3. 效益评估

在宏观方面，太极秀项目的实施有利于传递全民健身理念和"健康中国"战略的推广。太极秀项目的实施能够从源头上减少我国医疗压力大、医疗资源紧缺的难题，为全面建设小康社会的目标实现奠定坚实的健康基础。

在中观层面，加强学校、医院、社区之间的紧密联动共建和资源共享，开拓了医务社会工作新的工作模式，通过院内院外的多元联合与跨界合作，实现资源的继续挖掘与整合，能够将医务社会工作的力量最大化。

在微观层面，主要是针对个体而言。在医院能够帮助医护人员减压，促进患者康复，增加医患之间的沟通，缓和医患关系；在社区能够帮助居民强身健体，培养兴趣爱好，增强社区凝聚力；在学校能够强健体魄，丰富课余生活，培养高尚情操。

四、专业反思

（一）鼓励实践参与以促进认知的改观

在设计"太极秀项目"时，医务社会工作者以社会建构理论作为此项目的理论基础之一。这是因为社会建构理论在促进个体的认知改观方面有独到的见解。这一理论认为，个体的认知改变可以通过对于既定事物的观察、参与来实现，而实现这一改变的过程中，重要的一个步骤是使观察到的新事物成为自己内心的一部分，再经过内心的不断协商、调整，最终实现个体认知的重建。

我们对于事物的看法一般带有个体的价值观，因为每个人有自己的成长背景、教育背景和家庭文化，这些因素形成了个人价值观的基础。因此，在这些价值基础的影响下，当我们对于某一事物的看法偏负面时，一般不太容易改变。然而，当某些特定的机会出现，使我们能身临其境感受到这一事物的另一面，看到事物的另一种状况时，情况就可能发生变化。譬如，电子商业模式给人们的生活带来广泛而深刻的影响，而在刚开始接触时，很多人不习惯，尤其是上了年纪的人，或者是曾经有过被骗经历的人，由于他们对信息化过程的陌生感，或是自身的经验教训而对电子商业模式持怀疑的态度。随着电子商业对人们日常生活的影响越来越深入，人们不得不开始渐渐接触，当体验到其便捷、高效的特点后，不管是老年人还是其他人，都会对电子商业模式有全新的认识，从而改变自己原有的较为固执的偏见。

在本项目中，医务社会工作者的设计初衷是运用一种人们喜闻乐见的方式去影响大众的生活方式，养成健康生活理念。当筛选合适的活动载体时，太极这一国人非常熟悉的体育运动被作为重点来加以考虑。同时，医务社会工作者也存在某些顾虑，如年轻人对此项运动不一定持接受的态度等。因此，医务社会工作者在设计活动形式时，采取了比较有仪式感的群体性方式，以赏心悦目的形式呈现。通过现场参与、比较和探讨，最终使之成为医院广场上最受关注的亮点，也成为有效传播健康生活理念的载体。

（二）改变传统被动灌输式教育模式

社区教育理论是社会工作领域一大理论体系，也是运用广泛、行之有效、被高度认同的理论之一。相对于社会工作领域其他的关于社区工作理论，这一理论的特点在于其积极性。社区教育理论的重点是通过知识和信息的提供，使得民众获得个人能力方面的增长。在实施过程中，家庭式、课堂式、社区活动式的活动形式是其主要的工作手法。家庭式就是将有关学习材料（如法制宣传、计划生育、亲子沟通技巧）直接发放到家庭，由家庭灵活学习；课堂式就是安排专门教师采用课堂教授的方式传授有关知识；社区活动式可以使用多种活动（如电影、文娱表现、互助运动、参观考察），增进市民的知识，改进其行为和态度；与此同时，补偿教育、控制教育和解放教育是社区教育的几种内容选择方式。前者弥补知识空白，中者教导行为规范的知识，后者激励个人潜能。在社区教育过程中，社区工作者承担研究者、倡导者、组织者、联络者、策划者、教师等多种角色，社区成员也可以体现决策者、消费者等多重身份。

譬如，当前大力提倡的学习型社区以社区居民为对象，相信居民需要自我实现，有能力通过学习不断完善自己。社会工作服务机构首先需要把握社区各方面信息，积极发动社区成员和社区机构参与，并积极推动学习型组织的组建，从而形成良好的教育网络。在此基础上，根据社区信息，统一运用教育资源，选择符合市民需要的知识点或能力点，形成特定的社区教育课程项目计划。再采用课堂教授、活动参与、家庭教育的一种或几种手法，激发市民参与到社区教育课程中来。通过全员教育、全程教育、全方位教育，协助他们学习生活知识、内化行为规范、掌握职业技能和确立时代观念，最终实现自觉学习、自主学习和终身学习。

社区教育与其他教育形式相比，是一种吸引服务对象积极参与的、促使其产生主动学习的过程。既然如此，在教育过程中是否有吸引人之处就显得尤为重要，必须要在教育实施过程中加入吸引点，以增加活动的魅力。

因此，在本案例中，医务社会工作者采用了仪式感的队形、过程式的展示表演、靓丽的着装、相得益彰的道具，使得驻足观看者有参与加入的欲望，并在体验后对下一次活动有期待感，久而久之，使太极以及由太极带来的健康生活的方式和理念成为其生活的一部分。

在医务社会工作的服务范畴中，教育宣导是必不可少的日常工作。以往的很多宣传普及教育都采用灌输式、被动的教育形式，效果往往不太理想。医务社会工作者可以运用专业技巧和方法，对现有的教育形式进行改良，使之成为服务对象能接受的，并积极参与其中的主动教育形式，使得教育效果最大化。

“医二代”体验营项目

一、活动背景

党的十八大以来，以习近平同志为核心的党中央站在党和国家事业发展薪火相传、后继有人的战略高度，高度重视青少年工作，亲切关怀儿童和青少年的健康成长。对此，习近平总书记指出，一个民族的文明进步，一个国家的发展壮大，需要一代又一代人接力努力。青年是祖国的未来，民族的希望，重视青年就是重视未来。有关儿童和青少年健康成长的教育研究成果也表明，儿童和青少年的健康成长少不了和谐亲子关系的建立，营造和谐的亲子关系也是建设和谐社会的基础。而在建立和谐亲子关系的过程中，良好的家庭环境、言传与身教、与孩子的沟通交流、满足孩子生理与心理需求都是重要因素。

“医二代”是指从事医疗卫生事业的医务工作者的子女。本次体验营活动也正是聚焦于“医二代”这一儿童和青少年群体的健康成长而展开。有研究指出，“医二代”继续从事医疗卫生事业，对我国医疗卫生事业的健康发展有良好的促进作用，但是当前在医患关系紧张、职业风险高、付出与收入不符、医师自我认同度不高等诸多因素的影响下，出现了部分医务人员不愿子女再从医的社会现象。同时由于医生、护士职业的特殊性，他们时常忙于工作，甚至大部分时间都在医院和病房中，因此“医二代”和同龄人相比，能够与父母相处的时间相对较少，亲子互动的时间和频率显著减少也影响了“医二代”对父母工作的理解与支持程度，部分“医二代”对父母的工作或多或少地产生了一些疑惑或小抱怨。

当前这些问题受到了各方的重视，有越来越多的医院开展了各类主题的针对“医二代”儿童和青少年的暑期体验活动。该类活动首先希望能为“医二代”的儿童和青少年创造一个了解医院的平台，让他们有机会亲身体验父母的工作环境，加深对职业的认同感，真切了解医护人员工作的辛苦与责任，同时也增强作为“医二代”的自豪感，这对于我国医疗卫生团队的建设也同样具有重要意义；其次也希望为医务人员及其子女创造良好的互动交流平台，通过此类活动促进亲子间有效的沟通与相互理解，既体会到父母工作的不易，又增加对父母工作的尊重，从而增进亲子关系，同时在丰富儿童和青少年暑期生活的过程中，也可以缓解医务人员的工作压力；活动也希望为“医二代”同辈之间提供一个相互认识的平台，不断推进同辈群体间的社会支持网络的建立。

二、理论基础

（一）社会学习理论（Social theories of learning）

社会学习理论是由美国社会心理学家阿尔伯特・班杜拉于1952年提出的。该理论建立在行为主义理论基础之上，相比于行为主义注重行为的习得性，即教育和环境的重要作用，社会学习理论更强调替代的、符号的以及自我评价作用在心理机能中所扮演的重要角色。为此，社会学习理论在行为主义理论的基础上提出人的行为、情感反应方式等不但受到直接经验的影响，同时也受到间接经验的影响，既认为先前的学习对现在的行为有决定作用，又关注环境的影响，重视认知的作用，认为行为与环境具有相互交叉的重要作用，并试图通过学习机制来解释人们社会行为的形成和变化。

对此，社会学习理论基本假定人的行为是在与他人和社会环境的互动中学得的，正如班杜拉所说，“行为、认知、其他个人因素以及环境影响都作为相互双向影响的互动性决定因素而发挥作用”。同时该理论的核心内容包括观察学习与模仿、替代强化、认知的重要性和交互决定论等。

1. 观察学习（Learning of observation）

观察学习或模仿学习是班杜拉社会学习论中的重要组成部分，它指的是个体通过对他人行为与结果的观察，获得新的行为反应模式，或对已有的行为模式加以修正。观察学习理论强调观察学习在人的行为获得中的作用，认为人的多数行为是通过观察别人的行为和行为的结果而学得的，依靠观察学习可以迅速掌握大量的行为模式。而在观察学习的过程中，人们获得了示范活动的象征性表象后也可以引导适当的操作。

同时观察学习理论还重视榜样的作用，人的行为可以通过观察学习过程获得，但是获得什么样的行为以及行为的表现如何，则有赖于榜样的作用。榜样是否具有魅力、是否拥有奖赏、榜样行为的复杂程度、榜样行为的结果和榜样与观察者的人际关系都将影响观察者的行为表现。此外，观察学习从开始到结束是逐步形成的，主要包括四个过程：注意过程、保持过程、运动再现过程和动机过程，每一个过程对学习行为的最终完成都有着至关重要的作用。

(1) 注意过程

首先，注意示范事件(学习的对象)是观察学习的第一步，观察学习的方式和数量都由注意过程筛选和确定。具体来说，注意过程是指观察者将其心理资源贯注于示范事件的过程，是示范事件影响观察者从而产生观察学习的出发点。在有关“医二代”的体验营活动中，观察的主体是“医二代”的孩子们，他们既是独立的社会实体，同时又是社会环境的组成因素，而他们的观察活动是以感知觉为基础的心理活动或认知活动，取决于“医二代”们注意的一个方面唤醒或自觉机制。只有在唤醒或自觉的注意状态下，观察者才能接受示范事件的影响发动感知觉活动对示范事件加以观察。

(2) 保持过程

观察学习的保持过程是指观察者把观察活动中获得的有关示范行为的信息储存于记忆中的过程。班杜拉认为这种保持过程是先将行为转换成记忆表象，然后将记忆表象再转换为言语编码形成动作观念，表象和言语编码同时储存在头脑中，对学习者以后的行为起指导作用。示范行为结束之后，对这一行为的认知结构就代替了示范行为本身，成为观察者在一定条件下表现这一行为的内部指南。

(3) 动作再现过程

注意过程到保持过程是信息由外到内、由接收到储存的过程。动作再现过程就是从记忆向行为的转化，把以符号形式编码的示范信息转化为适当的行为，实质上就是观察者对示范行为的表现过程，这是观察学习的中心环节。观察者在获得示范行为的符号表征后，为了保证能顺利地执行示范行为，还需要获得从符号表征到行为操作的转换机制，这一机制正是在示范行为的产出过程中获得的。示范行为的符号表征是有关行为活动规则的抽象概念，而示范行为的表现是观察者以适当的时空将作为示范行为基本成分的各种反应组织成一个完整的系列，这种组织形式与示范行为的内部表征相一致、相匹配，所以，示范行为的产出过程是一个内部指导的过程。

(4) 动机过程

动机是推动人行动的内部动力，观察学习的动机过程是指观察者在特定的情境条件下由于某种诱因的作用而表现示范行为的过程，它贯穿于观察学习的始终，引起和维持着人的观察学习活动。动作再现过程和动机过程的不同点是同一现象即观察者实际表现示范行为的理论说明。前者是从认知的角度说明观察者对示范行为的表现，即观察者将示范行为的认知表征转换成示范行为的实际操作过程；后者是从动机方面说明观察主体对示范行为进行实际的操作表现过程。这一过程取决于示范行为对观察者的功能价值，亦即示范行为的表现能否为他带来奖赏性结果。因此，班杜拉认为行为的获得与行为的表现是一个动机过程，有着不同的心理机制。

2. 替代强化(Vicarious reinforcement)

社会学习理论中关于行为结果主要包括：外部强化、自我强化和替代性强化。社会学习理论在探讨个体为什么能学会某种行为，或者避免另一种行为的原因时指出，其原因是行为后的奖赏与惩罚作为强化物，使某种行为固定下来并反复出现。对此，强化理论认为，人们学习表现某个行为是因为随后会有一个令人愉快的，或者可以满足某种需要的东西出现，这是一种正强化现象；而人们避免表现出某种行为是因为随后会有一个不愉快的结果出现，这是一种负强化现象。奖赏是给予喜欢的刺激，属于正强化；取消惩罚，以引发所希望的行为属于负强化。相应地，其过程是正强化过程与负强化过程。通过对强化物进行适当的安排，可使某种行为出现或不出现，不同的强化可塑造不同的行为，“操作知识一种持续塑造过程的结果”。

具体来说，强化可分为直接强化、替代强化和自我强化三种：直接强化是人们受到自己行为的直接后果的影响；替代强化就是人们还会观察他人做出行为后得到了什么后果，这种后果也会影响人们是否以及怎么样做出相同的行为；自我强化就是人们在行为之后，对自己的认知和评价会影响人们进一步的行为表现，在行为强化的过程中，强化物、强化频率、强化时间等都会对人们的行为产生影响。为此,社会学习理论认为行为是在对他人的行为观察和评价过程中习得的。当某个成员的某种行为受到表扬时,其他成员会期望将来得到同样的表扬而学习这种行为。

3. 交互决定论(Reciprocal determinism)

正如班杜拉所指出,“对行为主义者而言,要想真正理解行为结果如何改变行为的心理机制,就必须分析认知等主体因素与它们之间的交互影响过程”。班杜拉认为三元交互决定论是把主体因素、环境因素、行为三者看成相互独立,同时又相互作用从而相互决定的理论实体。其中,班杜拉的主体指的主要是人的认知能力、使用符号的能力、预见能力、观察学习的能力、自我调节能力等等,有了这些能力,人就可以对环境和自己的行为进行调节和控制。当然,认知能力不是独立于行为和环境之外的自主机制,而是主体、行为、环境三者之间相互影响、相互制约。三元交互决定论中的交互决定是指人、行为、环境三者之间具有双向的互动和决定关系,并且具有因果关联。

(1) 主体因素与行为

首先,在三元交互决定论中,人的主体因素与行为之间双向的相互影响和决定关系是指人的信念、期待、意向、自我概念等认知因素往往强有力地支配并引导其行为,个体对行为结果的期待可影响他的行为,而行为的结果又反过来改变自己的估价等。人具有理性的一面,人的理性能力促进了思维发展方向必须与世界保持同一,这些是通过行为及其结果的反馈作用来实现。班杜拉认为,为了满足主体的需要,行为总是指向一定的对象,不断地改变对象的存在方式,使其与思维中的存在方式相吻合。如果行为达到了主体的目标,表明其思维是合理的,如果行为未达此目标,则表明其思维未能把握对象存在方式的规律性而需调整和纠正。

这也就是说行为结果带有信息价值,它通过行为主体的感受系统向主体反馈的是思维以及和思维具有同一性的行为是否与它们的对象世界具有同一性关系的信息。所以人的主体因素决定行为,而人的行为及其结果同样也会影响人的思维内容与形式,二者之间具有双向的交互决定关系。

(2) 环境因素与主体因素

其次,环境因素与主体因素之间的双向交互作用关系是指人的因素同环境也是相互依赖、相互决定的，人可以通过自己的性格、气质上的特征激活不同的社会环境反应，不同的环境反应反过来又影响个人的认知，从而导致行为或行为倾向。在社会情景中，这种双向决定关系表现得更为明显，班杜拉认为不仅人的信念、期待、情绪反应习惯、认知能力等的发展与变化，是示范作用、社会劝导等社会影响力的结果，而且人又以其生理的、心理的以及社会的主体特征影响到他的社会环境。比如，人们往往以不同的方式对待不同年龄、性别、种族、身份特征的人，或反过来说，个体的这些生理意义的主体特征由于文化、社会习俗等的作用，能够从与他交往的他人引发出不同的反应，从而在他采取某种行为之前预先地决定了他的社会环境。个体主体因素影响社会环境，同时个体感受系统又引起他对社会的看法。

(3) 行为与环境

最后，行为与环境也是相互作用的，人通过行为改变环境适应需要达到生存的目的，所以行为受人的需要的支配、环境的现实条件的制约。环境可决定哪些潜在的行为倾向成为实际行为，行为可决定哪些环境成为实际影响行为的环境。但是，在生活中环境并不是以某种固定的方式来影响人，它的一个重要潜在属性是只要人们采取行动把环境激活，环境因素就会对人产生影响。所以行为与环境之间的这种双向的交互决定关系，表现在人既是环境的产物，又是环境的创造者。人通过行为与环境进行联系，把握这种联系的性质和内容，促使主体去感知、体验环境，决定了他未来的行为。因此行为与环境因素之间是互为因果的。

班杜拉认为，虽然三元交互决定论的观点在一定程度上揭示心理活动的因果规律性，但是在现实生活中人的心理活动是环境、人的主体因素和行为三者交互作用产生的，如果只是对三个因素两两进行理论分析必然不能充分地解释人的心理活动及其行为规律。正如社会交往过程中行为主体的心理活动与行为规律就不能只是由他的行为和他所处的社会环境之间的相互作用关系决定的，因为采取某一行为之前或同时，他会思考他的行为是否能引发别人的反应以及这一行为最终会导致的结果。思维作为认知的因素也调节着行为主体在社会关系中的行为表现，使他的行为既受到即时效果影响，也受到可能出现的结果的影响。

4. 理论运用

由于医护人员工作非常繁忙，使陪伴孩子的时间大大减少，并且一些医护人员对自身身份不认同，最终导致部分医务人员不愿子女再从医，这一现象对我国卫生系统的人才储备和长远的社会发展都是不利的。

社会学习理论强调榜样的力量和观察学习，处于成长期的儿童需要不断强化正能量的意识，不断发挥榜样的示范作用，在观察学习中需要持续促进孩子的健康成长及增强自身的成长信心。面对这一需求，医务社会工作者可将孩子们放置在医疗场域之中，通过开展实地体验、知识宣讲等系列活动，使孩子们进一步了解父母的工作环境和内容，提供孩子与父母实现有效沟通、父母发挥榜样示范作用的良好互动平台。并逐步引导“医二代”建立起对医护职业的正向认识，在他们的心中播下爱与健康的种子；同时也设计一系列感恩活动，进一步增进医护父母与子女之间的情感交流，并在温情的氛围中鼓励医护家庭进行爱的表达进而增进亲子关系。

在活动设计中，首先需要唤醒“医二代”对父母工作了解的感觉机制，具体来说可以通过带领孩子们参观科室，依次参观急诊、护士台、云医院、四楼康复科、老年科病房、核磁共振等不同科室，了解爸爸妈妈工作的地方，通过小朋友的亲身体验，生动形象地展示父母工作内容，并通过对医护人员工作环境和工作内容的观察，让孩子对父母的职业有进一步的了解，对父母的这份工作多一份理解与支持。

在活动中，医务社会工作者可以通过引导“医二代”近距离地接触工作中的父母，感受医生、护士日常辛苦繁重的工作内容以及对待工作细致严谨的态度，通过情景模拟的环节设置，将这些观察所得的信息呈现出父母在工作岗位上默默奉献的榜样示范作用，无形中增强孩子自我行为的调节，在互动中帮助孩子建立较高的自信心，同时也使孩子意识到父母工作的辛苦，进一步强化作为“医二代”的自豪感，形成与父母的双向互动与支持。

在“医二代”体验营的活动中，孩子们对于父母工作环境、工作内容的认知渴求是他们参与活动的最大动机。面对常年忙于工作的父母，孩子们常常想象着父母工作的内容，对于真正有机会实地考察并参与其中的活动，“医二代”们表现出极大的好奇，并在此过程中不断地观察医生、护士们的日常工作，同时通过参与志愿服务、“我是小医生”的活动，也可以更加真切地感受到医护人员日常工作的严谨与辛劳，这对于孩子理解父母工作的辛劳和责任都有着极大的功能价值。

在“医二代”体验营活动中，内容上去建立“医二代”孩子对父母工作内容的正向体验，同时针对“医二代”青少年对父母工作给予理解的正面表现，医务社会工作者应该及时做出奖励，同时充分发挥团队力量，不断强化正向情感的表达。此外，在活动设计中也可以设置积分制管理，比如当小朋友们按时完成一个任务加 1 分，超时或未完成扣 1 分，当积分达到一定分数时，医务社会工作者便可对该位小朋友给予适当的奖励，同时在爱的表达环节，也可以不断强化医护人员的家庭支持，进一步建立良好的亲子关系。同时这一强化的行为也可以延续至孩子们的家庭中，对孩子的行为与表现定期进行表彰和惩罚，以强化孩子们正向行为表现。

在过往的生活中，由于“医二代”们受希望获得更多父母陪伴的时间以及对于父母工作内容的不了解等主观想法的影响，对于医护父母的辛苦工作时常产生一些小困惑，在此过程中孩子们渴望父母更多的陪伴以及在不安全感基础上的依赖行为也不断产生。同时，父母由于工作压力和对缺少陪伴孩子时间的内疚感等主观情感也在一定程度上诱发了他们不希望孩子继续从医的心理。

(二) 社会支持网络理论(Social support network theory)

1. 社会支持网络理论的提出

社会支持网络理论产生于 20 世纪 70 年代，是从现代社会系统理论发展出来的一个分支。在社会支持网络理论中，“社会支持”(Social support)和“网络”(Network)这两个概念被经常使用。具体来说，网络是指将三个或更多的人有目的地连接起来，并在他们之间建立关系及连锁反应；社会支持是指人们在互动中形成并能提供工具性和表达性资源的社会结构。而在社会学中对社会支持的解释有着更为广泛的含义：它是个体拥有的重要他人(家人、亲密朋友、合作伙伴)，通过直接或间接联系，在出现危机时可以提供援助功能的一种社会互动。在这里提供的支持主要包括物质、情感、信息等方面，它是个体对自己与他人联系的认知，最后他人表现出的具体支持或援助意味着具体行动。

因此，社会支持网络是指由个人之间的接触所构成的关系网，通过这些接触(关系网),个人得以维持其身份,并获得情绪、服务、信息等支持。社会支持网络理论强调,个人问题的出现并不是个人主观层面的原因造成的,而是由于原有的社会支持网络的断裂所致,主张通过资源的重新整合去帮助服务对象重构社会支持网络,从而更好地适应社会。社会支持网络理论将社会支持和社会系统概念连接起来,认为个体与各种社会关系的互动过程就是一张相互连接的网络,个体通过这张网络能够获得各种正式以及非正式的支持。

2. 社会支持网络的表现类型

具体来说,社会支持网络可以分为以下几个部分。首先从社会支持的内容来分,主要包括了工具性支持:包括引导、协助、有形支持与解决问题的行动等;表达性支持:包括心理支持、情绪支持、自尊支持、情感支持、认可等。其次从社会支持的来源来分,主要包括了正式的社会支持系统:社会正式组织给予的支持(政府、慈善组织);非正式的社会支持系统:来自亲友、邻里、同事等人际互助网络的支持。

3. 社会支持网络理论的基本假设

社会支持网络理论主要包括了如下基本假设:

- 人类的生存需要与他人合作,并且依赖他人从而获得协助。
- 人的一生中都会遭遇一些可预期和不可预期的事件发生。
- 人们在遭遇一些事件时,需要自身资源以及外部资源的支持。
- 当人们遭遇事件处于压力之下时,社会支持网络能缓解负面的压力。
- 一个人所拥有的社会支持网络越强大,就能够越好地应对来自外部的挑战。
- 社会中的困难群体需要强化他们的社会支持网络,增强社会支持功能。

4. 理论运用

医护人员面对高强度的工作压力以及由于工作忙而导致的亲子关系疏离等问题,会使医护人员的心理压力增大,进而产生孤立无援的孤独感和挫折感。久而久之对职业产生倦怠和失望,长此以往会对医护职工队伍的稳定性起到不良作用。

社会支持网络理论认为每个人都处于社会关系之中，人无法自绝于社会而存在，而社会支持的增加会使人们的心理及心理健康显著提高。因此完善和加强医护人员和“医二代”群体的社会支持网络，可以帮助“医二代”孩子们与医护群体寻找到同质性，也会拥有更多的共同话题；同时通过感恩活动、亲子沟通活动、实地体验等活动的开展，一方面孩子可以对于父母的工作更多一份理解与责任感的传递，帮助医护人员与孩子之间形成良好的亲子关系，给予医务工作者更多的家庭支持力量，这种支持会转化成一种工作动力，增加医护人员对职业的认同感和幸福感，从而以更好的心态来面对工作。另一方面也可以为“医二代”提供共同学习、互相交流的平台，丰富医院暑期文化生活，同时也加强了“医二代”同辈群体之间的互助支持网络，活动以增加父母与孩子双方的社会支持为目标，增进父母与子女间的情感交流，使亲子之间形成亲密、良好的关系。

在社会支持网络理论的指导下，可以通过“医二代”体验营的活动平台，为“医二代”们提供一个相互认识的机会，促进“医二代”孩子们之间社会支持网络的建构，同时也可以进一步巩固“医二代”和医护父母之间的亲子支持网络。此外，这一活动的举办，也可以丰富“医二代”孩子们的暑期生活，缓解医护人员的工作压力，并给予了面临着同一工作性质的医护人员们相互交流的机会，促进医护人员之间社会支持网络的建立，以共同探讨和守护孩子们的健康成长。

在本次“医二代”体验营活动中希望为儿童和青少年打造非正式社会支持系统下的兼具工具性支持和表达性支持的社会支持网络。具体来说，一方面医务社会工作者在活动中会在“医二代”们的志愿服务以及在“我是小医生”的情景模拟中加强引导“医二代”之间的相互帮助，协作完成各项小任务，同时在活动中有意识地培养“医二代”孩子们之间的相互支持作用，从而为他们搭建一个相互认识的平台，并在活动中形成相互支持的互助力量，结成良好的伙伴关系；另一方面医务社会工作者在“彩色世界”“感恩寄语”“我们的全家福”等活动环节中，也会积极引导“医二代”与父母之间的情感表达，相互传达彼此的理解与感恩，增进亲子的互动，增强医护家庭之间的心理支持、情感支持。

三、项目简介

“医二代”体验营活动是在医院场域下，面向全院不同科室的医务人员及其子女，通过“医疗体验营”“亲子感恩营”“同辈群体互助营小组”这三个部分的主题内容，首先让这些“医二代”儿童和青少年有机会体验父母的工作环境，增加医学科普知识，为孩子们理解父母、与父母有效沟通及发挥榜样示范作用提供一个良好的互动平台；其次通过系列的亲子活动设计，增进医务人员与“医二代”之间的亲子关系，同时也增加医护人员的家庭支持，转化成一种工作动力；最后在活动中为“医二代”同辈群体提供一个相互认识的机会和平台，积极促成这一同辈群体之间的相互支持力量，共同守护“医二代”儿童和青少年的健康成长。

（一）目标

1. 短期目标

- 为“医二代”儿童和青少年提供学习医学知识的平台。
- 提高“医二代”与父母之间的亲子协作能力。

2. 中期目标

- 为“医二代”提供交流的平台，建立互助关系。
- 加强“医二代”儿童和青少年对于医生、护士行业的职业体验，对父母工作更多一份理解。
- 强化医护人员在“医二代”儿童和青少年心中的榜样示范作用。
- 增强医护人员与“医二代”儿童青少年之间的亲子沟通。

3. 长期目标

建立“医二代”同辈群体之间的社会支持网络，增进“医二代”们与医护父母之间的亲子关系。

（二）时间

项目起始时间：××年××月××日

（三）地点

医院会议室

（四）人员

1. 服务对象

医院医务人员及其子女（7～12 岁），共 12 人。一周内报名额满为止。

2. 工作人员

医院医务社会工作者、志愿者若干。

(五) 项目策划

1. 准备阶段

(1) 活动宣传及制作

通过线上线下相结合的方式,做好对项目的宣传介绍。线上通过制作项目推文和项目简介视频并广泛分享转发,线下主要制作宣传展板、宣传海报,医务社会工作者走进科室充分宣传,主流媒体在了解到项目后也前来报道,加大项目活动的宣传力度,丰富医院文化建设。

(2) 服务对象招募

医务社会工作者制作并在多个线上平台分享招募参与者的海报和推文,来向医务工作人员及子女发出活动邀请,包括但不限于微信群、朋友圈、微信公众号等方式。

(3) 所需资源的筹集

活动所需资源由社工部、相关参与部门共同筹集,具体包括医务社会工作者进行志愿者的联络与安排、食堂餐饮的安排、门诊办公室对活动的知晓与支持、涉及活动科室相关负责人的联络与沟通、科普知识授课老师的联络与确认、医院会议室场地的借用、相关物资与材料的准备等内容。

2. 实施阶段

(1)“医疗体验营”活动

“医疗体验营”是专门为“医二代”儿童和青少年开设的一个体验父母的工作环境,加强“医二代”对于医生、护士行业的职业体验的主题活动。通过各类活动的安排与设计,一方面增加“医二代”儿童和青少年对于父母工作环境的认识,揭秘父母日常工作忙碌的原因,在此过程中强化父母作为医务工作者的严谨、细致、耐心工作态度的榜样示范作用,以此增强孩子们对身为医务人员父母的理解;另一方面增加“医二代”儿童和青少年自身的医学科普知识,加强自我保护意识,爱护和珍惜自己的身体,同时减少对于医学治疗的恐惧和陌生感,培育“医二代”健康行为与习惯的养成。具体活动内容如下。

● 医院参访活动

“医疗体验营”的第一站,医务社会工作者就为“医二代”儿童和青少年组织了一场医院参访活动,以此为“医二代”创造一个了解医院的平台,让他们通过医院相关科室的访问可以亲身体验父母的工作环境和工作内容,加深对职业的认同感,真切了解医护人员工作的辛苦与责任,同时也增强作为“医二代”们的自豪感。

活动名称	活动内容	物资
1. 活动介绍	主持人进行自我介绍与活动介绍;其次引导“医二代”儿童和青少年进行相互介绍;接着带领“医二代”制作姓名贴,并进行活动分组;最后说明活动契约及相关注意事项。	签到表、水果贴纸、姓名贴、加分板、蓝马甲
2. 医院科室知多少	针对急诊、护士台、云医院、康复科、老年科病房、核磁共振六个科室,各个科室由医生讲解科室工作内容。	白大褂、便携式扩音器
3. 眼科体验	眼科医生讲解如何使用测眼器,组员互相测视力。	
4. 分享总结	邀请“医二代”儿童和青少年对于本次体验感受进行分享,医务社会工作者进行提炼与总结。	

● 医学知识科普小讲堂

“医疗体验营”的第二站,医务社会工作者带领“医二代”儿童和青少年来到了医学科普的小讲堂,讲座内容主要以健康行为习惯的养成为主题,旨在为“医二代”介绍生活中常见的健康行为的小知识,从而加强“医二代”儿童和青少年的自我保护意识,做到爱护和珍惜自己的身体,培育“医二代”健康行为与习惯的养成。具体来说活动包括了洗手知识的宣讲、保护牙齿的健康科普、爱护眼睛的健康知识三个部分的内容。

活动名称	活动内容	物资
1. 活动介绍	医务社会工作者介绍小讲堂的主要内容。	签到表、笔
2. 洗手知识宣讲	由护士长向“医二代”小朋友讲解洗手知识,并带领大家一起洗一次手。	洗手液、水池、餐巾纸

续 表

活动名称	活动内容	物资
3. 牙齿保护知识宣讲	由牙科医生向"医二代"小朋友讲解刷牙的重要性、如何防止蛀牙以及正确的刷牙方式等内容。	投影仪、PPT
4. 爱护眼睛知识宣讲	由眼科医生向"医二代"小朋友讲解近视的危害、容易导致近视的不良习惯以及如何保护小眼睛等内容。	投影仪、PPT
5. 分享总结	邀请"医二代"儿童和青少年对于本次体验感受进行分享，医务社会工作者进行提炼与总结。	

● 我是小医生

"医疗体验营"的第三站，医务社会工作者为"医二代"儿童和青少年带来了角色转换的服务体验，通过线下的体验室，模拟体验父母工作的场景，通过角色扮演，以小组为单位模拟医生就诊的情景。此外，体验室中也为"医二代"提供了各类医疗器材的玩具，通过医生讲解相关的急救知识以及相关器材的使用方法，来减少"医二代"儿童和青少年对于医学治疗的恐惧和陌生感。

活动名称	活动内容	活动物资
1. 活动介绍	医务社会工作者介绍小讲堂的主要内容。	签到表、笔
2. 我是"小医生"	模拟体验父母工作的场景，通过角色扮演，以小组为单位模拟医生就诊的情景。	白大褂，听诊器、血压仪、针筒、桌椅
3. 情景模拟：急救小情景	增加对急救知识的了解，提升应对紧急情况的能力，医生讲解相关急救知识，模拟急救工作的场景，通过角色扮演，以小组为单位模拟实施急救工作的情景。	麦克风
4. 感受分享	邀请"医二代"儿童和青少年对于相关知识的学习与体验感受进行分享，医务社会工作者进行提炼与总结。	麦克风

(2) "亲子感恩营"活动

"亲子感恩营"是"医二代"体验营活动中对于医务人员由于长期在医

院和病房中服务患者这一工作的特殊性，而使得“医二代”儿童和青少年相对缺少了一些与父母进行亲子互动的时间和频率的情况，来通过系列亲子活动内容的设计，增进医务人员与“医二代”之间的亲子关系。一方面进一步巩固在“医疗体验营”主题中“医二代”儿童和青少年对于父母工作的了解，增强“医二代”儿童和青少年对父母工作的理解与支持程度，同时强化医护人员在子女心中的榜样示范作用；另一方面通过各类亲子游戏的涉及，提高“医二代”子女与父母之间的亲子协作能力，并在“爱的诉说”内容设计中，增强医护人员与“医二代”子女的亲子沟通，增进“医二代”与医护父母之间的亲子关系，同时也增加医护人员的家庭支持。

● 亲子共融汇

“亲子感恩营”的第一站，医务社会工作者为“医二代”及其医务工作的父母举办了亲子互动的共融活动，旨在增加亲子之间的互动和交流，增加亲子信任感，增进医务人员与“医二代”之间的亲子关系。

活动名称	内　容	物　资	时　间
活动及人员介绍	1. 每一个工作人员首先进行自我介绍，内容包括：姓名（着重强调昵称），能够描述本人的一句话，也可以有简单表演。 2. 介绍活动主题、流程。 3. 介绍活动规则及注意事项。 4. 每一个成员把自己的姓名写在便利贴上，然后用回形针别在自己的衣服上。	1. 舒缓音乐 2. 便利贴 20 张，回形针 20 个 3. 签到表	10 分钟
成双成对	将“医二代”儿童和青少年与他们的父母一起分为 3 组，医务社会工作者鼓励活动者一起有节奏地鼓掌，一起喊出成双成对。 一旦喊出“成双成对”，医务社会工作者将随意喊出，如：手指对手指、手肘对手肘、背对背、手掌对手掌、眼睛对眼睛、耳朵对耳朵、脚板对脚板等动作，亲子之间需共同完成这些动作。	麦克风	15 分钟

续 表

活动名称	内　容	物　资	时　间
踩报纸	取一张报纸，需要家长与孩子的双脚或各一只脚站在报纸上，持续10秒，不足10秒则算作失败，每一轮折一次报纸，最后看哪一组的报纸折得最小，报纸最小的那一对亲子胜出。做适当的惩罚或奖励。	废旧报纸	20分钟
蒙眼摸手认爸妈	父母站成一排，“医二代”蒙眼依次通过触摸父母的双手辨认自己的父母，双方不能通过声音来确认。	眼罩	15分钟
活动总结	总结本次活动的内容，约定下次活动时间。	小礼品	5分钟

● 亲子共绘情

“亲子感恩营”的第二站，医务社会工作者为“医二代”和他们的父母创造了一次共同作画的机会，题材不限，共同创作一幅属于各自家庭的画，以增进亲子间的互动和交流，提高亲子合作的能力，最后为“医二代”和他们的父母拍摄合影以作留念。

活动名称	活　动　内　容	物　资
1. 活动介绍	医务社会工作者介绍活动的主要内容。	签到表、笔
2. 长廊绘画	“医二代”和父母组队，题材不限，共同创作一幅属于各自家庭的画，然后进行分享与展示。	废报纸、画卷、画笔、颜料
3. 我们的全家福	父母与孩子合作摆出特定造型，合影突出爱心主题；活动参与者与工作人员也一起合影留念。	相机、手机

● 亲子爱箴言

“亲子感恩营”的第三站，医务社会工作者为“医二代”和他们的父母准备了电影《结婚礼服》，观影后家长和孩子分别写给对方一段话，并进行亲子分享，通过倾听与倾诉，融洽亲子关系。

活动名称	活动内容	物资
1. 活动介绍	医务社会工作者介绍活动的主要内容。	签到表、笔
2. 观影	观看电影《结婚礼服》，观影后家长和孩子分别写给对方一段话。	便签、笔
3. 爱的箴言	"医二代"和父母现场互相交换写给对方的留言，引导并鼓励"医二代"与医务人员进行感受分享，医务社会工作者进行提炼与总结。	

(3)"同辈群体互助支持"体验营小组

"同辈群体互助支持"活动关注"医二代"群体共同面临的父母工作环境及其生长情况的同质性，希望通过此次"医二代"体验营活动能为他们提供一个相互认识的机会和平台，积极促成这一同辈群体之间的相互支持力量，共同守护"医二代"儿童和青少年的健康成长。为"医二代"们提供交流的平台，建立互助关系；建立"医二代"孩子之间的社会支持网络。

活动名称	活动内容	物资
活动开场	首先主持人进行自我介绍与活动介绍，同时说明活动契约及相关注意事项。	签到表、水果贴纸
我爱我喜欢	1. 组员依次进行自我介绍，介绍内容包括：自己的基本信息，同时还要详细介绍自己的兴趣爱好。 2. 每人制作一张信息卡片，正面写姓名，背面写上自己的兴趣爱好。 3. 同组员之间相互说出组员的爱好和信息。	卡片、姓名贴、加分板、蓝马甲
我为花儿添枝加叶	1. 医务社会工作者事先制作好树形及树叶形卡纸，每组派发一张树形卡纸及若干"树叶"。 2. 各小组进行讨论，把小组共同认为需要遵守的规则写在树叶上面，并张贴在"树"上。同时还要为本小组起队名、队歌，这两者写在树的右下方；并选出组长、口号，且要设计本队的 Logo，将 Logo 画在树的左上方。 3. 小组展示(10 分钟)。	卡纸

续 表

活动名称	活动内容	物资
解手千千结	组员先围成一个圈，互相手拉手，要记得左手拉的是谁，右手拉的是谁，然后打乱站位顺序，依旧拉起之前站在左右人的手，然后在不松手的情况下重新返回开始时站的圈。	便携式扩音器
能量加油站	1. 举出几件较常发生的生活事件（如被长辈骂、考试成绩不理想、被同学冷落忽视或与要好同学起口角等），鼓励“医二代”儿童和青少年分享自己的回应方式。 2. 发给每位组员一张能源表填写自己的“支持能源”，最内圈的是自己有挫折最先想到要帮忙的，最外圈的即是较少会找的人。	能源表
我有，我可以	1. 全体参与者围成一圈，由医务社会工作者先开始，引导组员表达自己所拥有的正面能力，“我有一双手，可以写字”。 2. 组员按照坐的顺序，表达自己，“我有一双眼，可以看见很多世界上美好的事物”“我读过书，可以识字”“我有绘画能力，可以帮助出黑板报”等等。 3. 轮流让每位参与者说一句，时间到后结束。“说不出”的参与者，可以由前一位参与者协助回答“你有……你可以……” 4. 医务社会工作者引导分享：今天有没有多认识自己多一点？有没有发现自己的一些价值呢？说不出的原因是什么呢？每个人都是独特的，都有自己独特的能力。相信每个人都是有潜能的。	
成长的印记	引导“医二代”在纸上用笔写上自己对于这次活动的感受，或者对自己/同伴的祝福，或者自己想说的话，然后用自己的手掌涂上自己喜欢的油彩并在写的句子后盖上章，签上自己的大名。	便利贴、油彩一盒、背景板
总结合影	活动总结，并进行合影。	照相机

(六) 所需物资

序号	物　资	数　量	单价(元)	金额(元)	备　注
1	会议室	1	0	0	提前借用
2	志愿者服装	12	0	0	清点整理
3	便利贴	1	5	5	
4	围裙	1	8	8	
5	画卷	30	5.6	168	
6	颜料	2	45.3	90.6	
7	水桶	6	5	30	
8	奖状	25	1	25	
9	餐巾纸	1	54.9	54.9	
10	湿纸巾	1	12.9	12.9	
11	纸杯	1	29.9	29.9	
12	眼罩	15	10	150	
13	话筒	1	0	0	科室租借
14	洗手液	1	0	0	已有
15	卡纸	20	1	20	
合计	594.3				

(七) 风险对策

预　计　风　险	应　对　方　法
在带领孩子参观相关门诊科室,引导孩子们做志愿服务的过程中,可能会对门诊日常就诊产生一定的干扰性。	工作人员在带领时要强调组织性及纪律性,参观之前做好相应注意事项的解释说明,同时利用服务活动的积分制度,加强对于孩子们的管理。
部分活动环节时间较长,“医二代”儿童和青少年会产生疲惫感。	准备好茶歇,让孩子们适当休息。
游戏时服务对象太投入,工作人员时间管理能力不足。	活动前做好充足准备,合理安排各部分内容;活动中灵活调整各部分的时间,加强对活动现场的掌控力。

续 表

预 计 风 险	应 对 方 法
亲子互动环节,部分孩子的家长不能到场。	在场的医务社会工作者可以代替未到场的家长参与。
活动分享环节,"医二代"儿童和青少年由于拘束而冷场。	活动开始时营造良好的活动氛围,活动过程中与"医二代"建立良好的信任关系,并在此过程中发现较为活跃的小朋友,最后医务社会工作者通过鼓励性、支持性语言消除小朋友的顾虑,促进活动顺利进行。

(八)项目实施

1. 医院参访活动

作为"医疗体验营"活动的第一站,本次医院参访活动共有12位来自全院不同科室的职工子女参与其中。活动中小小"医二代"们对于医院工作环境和工作内容展现出了极大的好奇和兴趣,在志愿者的支持和引导下,活动也得以有序地顺利进行。

活动伊始,活泼可爱的小朋友们在志愿者的带领下,依次参观急诊、护士台、云医院、四楼康复科、老年科病房、核磁共振等不同科室,了解了爸爸妈妈工作的地方,通过小朋友的亲身体验,真切了解医护人员工作的辛苦与责任,加深了小朋友们对父母繁忙工作的理解。随后,在眼科体验的活动中,"医二代"儿童和青少年也纷纷进行了视力的检测。

本次活动虽然"医二代"小朋友人数较多,但是在医院环境下,小朋友们还是展现了极大的自制力,可以较好地听从志愿者和医务社会工作者的安排,在最后的总结环节,大家也积极发言,纷纷表达了对于医院环境和工作的敬佩以及对父母工作的认可与支持。

2. 医学知识科普小讲堂活动

作为"医疗体验营"活动的第二站,本次医院参访活动共有12位来自全院不同科室的职工子女参与其中。面对着医生护士的授课老师,那一张张稚嫩的面庞散发着青春的气息,一双双纯真的眼睛里写满了对即将开始的医学科普知识的好奇。

在洗手知识的讲解中,小朋友们纷纷主动上前演示洗手动作,在保护牙齿的健康科普中，小朋友们就有关如何保护牙齿的问题进行了积极发言。最后在爱护眼睛的知识宣讲中，医生指出在场的小朋友们已经有许多人出现了近视问题，同时引导“医二代”分享了自己的生活习惯，并对自我保护眼睛和如何科学用眼做出解答，在此基础上小朋友们也纷纷做出将好好保护眼睛的承诺。

本次活动医务社会工作者带领“医二代”儿童和青少年接受了医学科普小讲堂的学习，从小朋友们的日常健康行为出发，提示了“医二代”儿童和青少年要培养健康行为与习惯，爱护和珍惜自己的身体。此次活动气氛总体呈现积极而又欢快的气氛，组员互动频繁，“医二代”对于各类医学知识的学习也呈现出诸多的好奇与期待。

3. “我是小医生”活动

作为“医疗体验营”的第三站，本次医院参访活动共有 12 位来自全院不同科室的职工子女参与其中，活动整体呈现出活泼、欢乐的气氛。具体来说，在“我是小医生”的就诊情景模拟体验中极大地激发了小朋友们学习医学知识的兴趣，各类医疗器材的玩具对“医二代”也显示出了巨大的吸引力。这对“医二代”儿童和青少年降低医学治疗的恐惧和陌生感发挥了重要作用。

此次角色扮演的主题活动不仅为“医二代”儿童和青少年开设了一个体验父母的工作环境，加强“医二代”对于医生、护士行业的职业体验的主题活动，同时揭秘了父母日常工作忙碌的原因，并在此过程中强化父母作为医务工作者的严谨、细致、耐心工作态度的榜样示范作用，以此增强孩子们对身为医务人员父母的理解。

活动最后，“医二代”们也纷纷表达了对于医生护士这一职业的敬重和钦佩之情，通过此次活动，“医二代”及其家长也纷纷表达对于活动的肯定，并表示此次活动让“医二代”对于医务工作岗位有了一次全新的体验和认识，这对于“医二代”加深对父母职业的了解与认同有着重要意义。

4. 亲子共融汇

作为“亲子感恩营”的第一站，医务社会工作者为“医二代”及其父母举办了亲子互动的共融活动，旨在增加亲子之间的互动和交流，增加亲子信任感，增进医务人员与“医二代”之间的亲子关系。本次活动共有 12 对来自全院不同科室的职工子女参与。

活动中丰富的互动游戏让小朋友和爸爸妈妈们享受着快乐的亲子时光。“成双成对”不断培养着孩子与父母之间的默契;家庭间互敬互爱趣味生动的“蒙眼摸手”让小朋友更了解父母;“踩报纸”游戏更让小朋友和父母同心协力,拉近彼此间的距离。

此次活动欢笑与鼓励充满了活动现场,在忙碌的生活和工作中,“医二代”家长与孩子也难得在医院场域下获得了一次陪伴与成长的机会,丰富而又充满欢乐的互动游戏设计更让“医二代”们念念不忘,大家纷纷表达了对于此次活动的肯定与感激,同时也对这段亲子时光备感珍惜。

5. 亲子共绘情

作为“亲子感恩营”的第二站,医务社会工作者为“医二代”及其家长创造了一次共同作画的机会,题材不限,共同创作一幅属于各自家庭的画,以增进亲子间的互动和交流,提高亲子合作的能力,最后为“医二代”和他们的父母拍摄合影以作留念。本次“亲子共绘情”活动共有12位来自全院不同科室的职工子女参与。

本次活动总体呈现出温馨和谐的气氛,绘画作为小朋友们普遍喜欢的一个项目,一张纸、一支笔,就可以让孩子们尽情地用笔尖来抒发情感,此次“彩色世界”绘画创作正是让小朋友有机会充分表达对父母的那份感恩与祝福。在合作绘画的过程中,家长也不断地聆听着“医二代”对于各部分绘画内容的解释,简单的笔触却常常饱含着小小“医二代”们丰富的情感世界,活动最后“我们的全家福”为此次活动画上圆满的句号,大家纷纷用相机记录每个家庭的温馨欢快时刻。

6. 亲子爱箴言

“亲子感恩营”的第三站,医务社会工作者为“医二代”及其医务工作者的父母准备了电影《结婚礼服》,并邀请活动成员在观影后分别写给父母和孩子一段话,并进行亲子分享,通过倾听与倾诉,融洽亲子关系。本次活动共有15对来自全院不同科室的职工子女参与。

在观影过程中,医务社会工作者发现不少“医二代”及其家长都流下了感动的泪水,活动氛围充满了温情气息。在进行留言交换的过程中,“医二代”和他们的父母纷纷表达了对于各自的关心与感恩,本次活动也为医院职工和小小“医二代”们架起一座沟通的彩虹之桥，增进了父母与子女间的情感交流，对孩子的健康成长起到了积极的榜样示范作用。

7. “同辈群体互助支持”体验营小组

“同辈群体互助支持”活动关注的是“医二代”群体共同面临的父母工作环境及其生长情况的同质性，而为他们提供一个相互认识的机会和平台，积极促成这一同辈群体之间的相互支持力量，共同守护“医二代”儿童和青少年的健康成长，建立“医二代”孩子之间的社会支持网络。

小组的内容/过程	内容分析/工作者技巧分析/工作者感受	组员表现/效果
1. 我爱我喜欢：医务社会工作者邀请组员依次进行自我介绍；而后进行信息卡片的制作；同组员之间相互说出组员的爱好和信息，不断增进了组员之间的了解与认识。	内容：在这个环节中，小组成员都很热情、积极地介绍自己。工作者技巧：营造轻松、安全的氛围；专注与倾听、积极回应、示范引导等。工作者感受：小组成员能够积极互动，为下面活动的开展奠定了良好的基础。	作为暖场和破冰的环节，组员在此环节都很积极地参与到了活动中；小组气氛比较活跃。
2. 我为花儿添枝加叶：医务社会工作者事先制作好树形及树叶形卡纸，每组派发一张树形卡纸及若干“树叶”；而后由各小组进行讨论，把小组共同认为需要遵守的规则写在树叶上面，并张贴在“树”上，并为本小组起队名、队歌，最后进行小组展示。	内容：这个环节中，孩子们在队伍组建后与组员们进行了积极互动，但是也存在着部分成员不愿融入团队的情况，但是在诸多小组任务的安排下，小组成员间的关系也不断得到增强。工作者技巧：鼓励发言、摘要、自我表露、积极回应。工作者感受：小组成员在分组讨论中的表现情况各异，需要医务社会工作者积极鼓励与支持。	组员参与热情高涨，小组凝聚力得到提升。
3. 解手千千结：组员先围成一个圈，互相手拉手，要记得左手拉的是谁，右手拉的是谁，然后打乱站位顺序，依旧拉起之前站在左右人的手，然后在不松手的情况下，重新返回开始时站的圈。	内容：主要由小组成员协作完成“解手”任务。工作者技巧：不断给予支持与鼓励，并在旁边进行协助指导，帮助组员共同完成活动任务。工作者感受：医务社会工作者在此过程中的加入，也可以帮助医务社会工作者与小组成员之间的关系建立。	组员参与度较高。

续 表

小组的内容/过程	内容分析/工作者技巧分析/工作者感受	组员表现/效果
4. 能量加油站： 通过列举较常发生的生活事件（如被长辈骂、考试成绩不理想、被同学冷落忽视或与要好同学起口角等），鼓励“医二代”儿童和青少年分享自己的回应方式；而后给每位成员一张能源表填写自己的“支持能源”，最内圈的是自己有挫折最先想到要帮忙的，最外圈的即是较少会找的人。	内容：引导组员发现团队成员的同质性，并帮助成员发掘各自的资源，共同寻找同质性问题的解决办法。 工作者技巧：适当自我表露、适当进行梳理、及时进行小结、鼓励组员相互表达。 工作者感受：当工作者积极鼓励组员表达的时候，组员也能够很好地回应工作者。	组员间开始进行深度的沟通与交流。
5. 我有，我可以： 医务社会工作者引导组员表达自己所拥有的正面能力，“我有一双手，可以写字”。	内容：医务社会工作者需要注意引导组员积极发掘自己的优势和潜能。 工作者技巧：适当自我表露、鼓励组员相互表达。 工作者感受：当工作者积极鼓励组员表达的时候，组员也能够很好地回应工作者。	组员间的正向支持与关怀的表达不断增加，开始初步建立支持网络。
6. 成长的印记： 引导“医二代”在纸上用笔写上自己对于这次活动的感受，或者对自己/同伴的祝福，或者自己想说的话，然后用自己的手掌涂上自己喜欢的油彩并在写的句子后盖上章，签上自己的姓名。	内容：对本次活动进行总结和回顾。 工作者技巧：归纳小结知识要点、鼓励参与、引导组员在游戏后分享感受，正强化。 工作者感受：可以在此互动中，促进组员间正向情感的表达，加强小组成员间的支持力量。	小组成员互动密切，友好关系不断得到建立和强化。

（九）项目评估

1. 评估方式

“医二代”体验营活动的服务评估主要分为两个部分，一是通过半结构式访谈，分别对“医二代”和“医二代”家长进行访谈；二是其他评估内容，主要包括社工观察、人员出席率、微信群反馈等。

(1) 访谈

通过无结构式访谈，医务社会工作者可以与“医二代”及其家长进行交谈，得知他们的感受和意见。

(2) 其他评估方式

医务社会工作者及志愿者在活动进行时随时观察记录服务对象的参与程度；从出席率与参与人数、投入程度作评估；建立活动微信群，在微信群内收集参与者的反馈。

2. 评估效果

(1) 宏观层面

“医二代”体验营活动回应的是医护人员普遍因工作而缺少了陪伴孩子的时间，而产生的对于医护家庭间亲子关系缺少的问题。通过此次活动一方面加强了社会对于医护家庭孩子的健康成长的关注，另一方面也对于医护家庭内部的亲子关系问题得到一定的社会支持。

(2) 中观层面

“医二代”体验营活动一方面丰富了医院暑期文化，对于医院文化氛围的营造产生了积极效果，另一方面对于医院加强职工关怀的工作也取得了一定成效。

(3) 微观层面

“医二代”体验营活动一方面增进了孩子对于父母工作环境和内容的了解，另一方面“医二代”在同辈群体间的社会支持网络的健全也得到了一定的完善。

四、专业反思

(一) 观察学习是加深理解的基础

在“医二代体验营”的案例中，首先运用到的理论是社会学习理论。这一理论其实描述了一个很浅显的道理，人的任何生物本性之外的行为和认知都是通过向别人观察和学习而得到的。譬如说，婴儿出生时就会呼吸，就会哭和笑，这些生物本性的行为是不用学习的，是与生俱来的，但是，婴儿长大后是说中文还是英文，却是通过社会学习而得到的结果，如果孩子学习的榜样是说中文的父母，那么孩子的第一语言也是中文，如果孩子是在说英文的家庭中成长，那么孩子也一定首先学习英文。我们从小到大，方方面面都离不开社会学习。除了讲哪一国语言外，我们留什么发型、穿什么衣服、用什么物品、怎么和别人打交道、怎么处理自己的情绪、怎么控制自己的行为等等，都是通过观察无数个身边的榜样后慢慢习得的。与此同时，因为学习了某些经验，体验了某些过程，人们对于事物的感受就会加深。

有些时候，没有真正看到或体验到，就不会有真实的感受，也就不会加深对事物的理解。我们看到别人用手提电脑，于是也想买一台，可能最初的想法就是迎合潮流或感受新鲜，但真正用了之后才会明白手提电脑有哪些好处，有哪些坏处，然后决定自己是不是要接纳它，继续使用它。

医护人员的子女往往对于父母会心生怨言，因为职业的特点使父母常常无法顾及照顾子女、照顾家庭。子女对于父母的抱怨是源于对父母职业的不了解，或者只是一知半解。那么根据社会学习理论，医务社会工作者可以创造让医护人员子女深入了解父母工作的机会，以便获得新的感受和认知，并改变对父母的看法。“医二代体验营”提供的就是这样一种平台，让子女有机会在实地全方位地了解父母的工作和背后的意义。

与此同时，在社会学习理论中，强化是很重要的核心。通过直接强化、间接强化等手段，可以放大个体重新获得的感受。因此，在活动设计中，安排了大量的角色扮演和医疗过程体验式的环节，以此来强化医护人员子女通过观察获得的新的感受和认知，从而提升对于自己父母职业的认同，并由此产生一种自豪感。

（二）子女和父母双方的支持可以形成良性循环

在项目的理论部分还提到了一个很常用的理论——社会支持理论。社会支持理论说明个体需要环境的支持，环境的支持对于个体有积极意义，可以促进个体的成长。从广义上来说，任何有生命的个体都离不开社会支持，人是这样，动物是这样，植物也是这样。我们在生活中离不开父母家人、亲戚朋友、邻里朋辈；我们在工作中离不开上级领导、下级员工、同事同仁；我们遇到困难会向朋友求助，也会向组织求助，我们遇到快乐希望和身边人分享。因此，这些父母家人、亲戚朋友、邻里朋辈、上级领导、下级员工、同事同仁就构成了支持我们赖以生存的社会网络。如果个体的社会支持网络足够强大，个体产生困难和问题的可能性就比较小，或者即使遇到困难和问题，依靠自身力量解决的可能性就会相对比较大;反之,如果个体的社会支持网络偏弱或不够健全,个体产生困难和问题的可能性就相对比较大,或者遇到困难和问题后自己解决的可能性相对比较低。那么,在此两种情况中,前者的个体感受度相对较好,幸福感较高,而后者的个体感受度相对较差,幸福感较低。

对于医护人员和其子女而言,能不能形成相互支持是直接决定双方感受度和幸福感的关键因素。如果子女对父母的工作不能充分理解,就可能对父母产生误解,在生活中因亲子关系障碍而形成距离感,和父母若即若离。在这样的情形下,子女和父母之间就难以形成强大的支持关系,双方的感受度就可想而知。

"医二代体验营"设计的观察、模仿、互动、激励等环节,因为聚焦于促进医护人员子女对于父母工作的认知和提高对父母职业的认同度,加深了彼此之间的理解,进而强化了子女对父母的支持;同时,父母因为孩子的理解,增强了工作动力,通过更努力地工作和更好平衡工作与生活的关系来回报子女,使子女得到更多的支持,双方的支持形成不断巩固的良性循环。

多次的"医二代"体验营活动中,医护人员的子女都有一种感受,原来自己的父母是在高强度、高压力状态下工作的,感觉自己应该更理解、关心自己的父母,照顾家庭。因此,子女对于父母的敬意和爱意被激发出来,子女对于家庭的责任感被激发出来,使彼此关系和家庭关系达到一个前所未有的和谐状态。

"医二代体验营"一类的活动在本土医疗机构中逐渐被广为接受,在设计此类活动时,一定不能只注重即时的感受,如有震撼力的场景和观察等,还必须注重通过一定的环节来强化、内化其感受,如角色扮演和过程体验等,这才是整个活动的画龙点睛之笔。

“公益音乐会”项目

一、项目背景

中华人民共和国成立七十年来，一代代医务工作者锐意进取、开拓创新，基本建立了完善的医药卫生体系。20世纪90年代起，公立医院市场化改革使医院成为了自负盈亏的市场主体，与此同时，也导致了医院过度趋利取向的出现，引发了医患之间的信任危机。当前，我国进入了中国特色社会主义新时代，在这新的历史起点上，习近平总书记多次提出“深化医药卫生体制改革”、“推进健康中国建设”等伟大战略构想，对新时代中国特色医药卫生制度的发展指明了方向。构建和谐医患关系，是推进健康中国建设的重要内容。和谐的医患关系为新时代中国特色医药卫生体系建设创造了稳定的社会条件，也为健康中国建设打下了坚实的群众基础。

“构建和谐医患关系”，并不只是一句简单的口号，更是实实在在的行动。长久以来，医院以服务患者为医院工作核心，在努力提升诊疗水平的同时，也注重人文医院、文化医院的建设。医院社工部以“助人自助”原则倡导服务的开展，精准定位、主动作为，助力医院各项工作的有序推进。考虑到来院患者在多元因素的影响下，容易出现焦虑、抑郁、烦躁等负向情绪，成为破坏医患关系的主要诱因，社工部始终以“构建和谐医患关系”作为工作开展的重要目标，在向患者传达人文关怀的同时，也更加注重以“和谐、友爱、感恩、奉献”的价值观引导患者行为与认知的转变。

在这样的社会背景下，“公益音乐会”应运而生。作为医院社工部主导的公益文化项目，“公益音乐会”链接多方优质社会资源，实现医院、企业、高校多方联动，旨在为医院场域下全人群提供音乐公益服务，包括医护人员、患者及家属、志愿者等。通过音乐公益服务，为患者营造了放松身心、愉悦身心的就诊氛围，构筑了患者友好型就医环境；为医护人员提供了舒缓压力、陶冶情操的工作环境，有利于推进医院的文化内涵建设；为医院志愿者搭建了凝心聚力、提振信心的团建平台，极大地促进了医院志愿服务团队的建设。

二、理论基础

（一）认知行为治疗（Cognitive behavioral therapy）

1. 理论背景

认知行为治疗即行为治疗与认知治疗在长期的发展过程中不断融合，整合而成的一种治疗方法。下面从行为治疗、认知治疗、认知行为治疗三个方面介绍该理论的背景。

（1）行为治疗（Behavioral therapy）

行为治疗起源于20世纪50年代末，是以行为主义理论为基础的心理治疗方法。

行为主义理论的基本取向是将心理与行为区分开来，主张心理学研究不应该只限于人脑中虚无缥缈的“意识”，而更应研究意识的外化——行为。行为主义理论认为，人的大多数行为都是通过后天学习而形成的，因此，可以通过奖励或惩罚等操作技术来强化或消退人的某些行为。

行为治疗就是将经典条件反射和操作性条件反射的原理用于治疗各种问题行为，常用的方法有满灌疗法、系统脱敏疗法、厌恶疗法、代币制疗法、暴露疗法等。

（2）认知治疗（Cognitive therapy）

认知治疗是以认知理论和人本主义心理学为基础，以澄清和纠正患者的不良认知为目的的心理治疗模式。

认知治疗认为：认知过程及其导致的错误观念是行为和情感的中介，不良行为和情感与不良认知有密切关系。即我们的思维决定我们的情绪，我们的情绪决定我们的行为与情感。所以，人对事物的认知并不取决于完全客体的性质，而是受到认知主体的知识体系、文化背景、信念系统、思维与想象等诸多因素影响，改变人的行为与情感就要从改变人的认知过程入手。

认知理论认为人的认知与情绪受制于人对所遭遇的事情的信念、评价、解释或哲学观点，而非来自事情本身。它更加关注非功能性的认知问题而非潜意识的冲突。认知疗法就是通过重新建构人的认知过程，以达到改变人的思维过程，使之趋向“理性”，进而纠正人的适应不良的情绪与行为的目的。

(3) 认知行为治疗

认知行为治疗是在认知治疗与行为治疗通过不同的理论路径介入社会工作领域的过程中，两者不断交融而形成的的一种治疗模式。该模式作为行为治疗流派的重要部分，其理论基础来源于行为治疗。以20世纪初巴甫洛夫总结出的经典条件反射理论为起点，到20世纪30年代斯金纳提出操作性条件反射理论，并将其运用到矫正人的不适应行为上；再到20世纪70年代班杜拉创立社会学习理论，强调人的认知在学习中的作用，行为治疗流派开始逐渐关注人的认知，并注意到人的认知在人的行为、情感形成过程中的重要作用。20世纪70年代以后，以贝克为代表的心理学家逐渐重视认知在改变人的行为过程中的作用，并将行为因素与认知因素结合起来，行为科学的“认知革命”由此展开，认知行为治疗初见雏形。

认知行为治疗认为：认知可以影响人的情绪与行为，行为也能够影响人的认知过程与情绪。人们在面对客体事物或事件时，会先基于自己的文化环境、知识水平、信念系统等对事物进行评估，评估的过程即为认知的过程。而评估的结果将影响到人的情绪与行为，行为也会影响到人的认知与情绪。由此，认知、行为、情绪三者之间构建出一个相互影响的循环圈，心理问题也产生于三者之间的相互影响，而非单纯的某个因素。因此，针对服务对象的问题也要从认知、行为、情绪三方面介入，方为有效。

2. 核心概念

(1) 认知(Cognition)

认知一般是指认识活动或认识过程，包括信念和信念体系、思维和想象。认知的概念内涵非常广泛，所以几乎人类的所有心理活动都涉及认知的因素。认知可以分为三种不同意识状态的层面：意识、自动念头和图式。

意识处于意识状态的最上层，是理性认识与规划的基础。它能够监督与评估人环互动、链接记忆与现在的经验，从而指导当前的行为，也能规划人们未来的行动。

自动念头处于意识状态的下层，是人们在实际环境中产生的、难以言表、快速消失，并伴有强烈情绪反应的一种意识状态。自动念头的出现具有自发性，个体不能选择或控制自动念头的出现。自动念头可以由某些激发事件、身体感觉、幻想或回忆引起，但自动念头却并不一定是准确无误的。在心理障碍中，自动思维往往是扭曲、极端或不正确的。

图式处于意识状态的最深层，是由个体如何看待世界、社会、个体、事件的核心信念与基本假设组成。图式影响人们对于信息的处理，是对个人和环境的最基本认识。

(2) 条件反射(Conditioned reflex)

条件反射是一种联想学习的过程，主要分为经典条件反射与操作性条件反射。

经典条件反射源自巴甫洛夫关于狗的实验，即利用狗吃到食物会分泌唾液的联结反应，加之响起铃声的中性刺激，建立铃声与分泌唾液之间的联系，从而使狗在听到铃声时分泌唾液。经典条件反射就是在无条件刺激引起无条件反应的过程中加入中性刺激，从而通过联想的方法建立中性刺激与无条件反应之间联系的过程。经典条件反射主要经历五个发展阶段：习得、消退、自然恢复、泛化和分化。

操作性条件反射是指有机体在采取某些行为后会使环境发生改变，环境的改变会对有机体造成正向或负向的影响，从而促使有机体强化或弱化自身的行为，如小鼠习得按压杠杆以得到食物的过程。

(3) ABC 人格理论(ABC personality theory)

ABC 人格理论是理性情绪治疗(认知行为治疗的一种)的理论与实务之核心。A 是既存的事实、事件或一个人的行为和态度。C 是情绪与行为的结果或一个人反应；此等反应可能适当或不适当的。A(缘起事件)并不能导致C(情绪的结果)而是 B，它是一个人对 A 的信念；是 B 导致了情绪反应 C。例如，如果一个人在离婚后感到沮丧，这不是离婚本身引起沮丧反应的，而是这个人对于失败、被拒绝或失去配偶所持的信念所引起的。艾里斯认为被拒绝与失败的信念(B)才是导致沮丧(C)的主要原因，而不是离婚这一实际事件(A)。因此，人要为制造自己的情绪反应和困扰负起责任。理性情绪治疗法的核心在于，教导人们如何改变直接导致其困扰情绪结果的非理性信念。

(4) 社会学习(Social study)

社会学习理论的观点认为,观察者可以通过观察周围人的言行举止而习得新的行为。因此,示范者可以通过示范某些行为以达到使观察者出现可预期之行为的目的。班杜拉认为行为习得有两种不同的过程:一种是通过直接经验获得行为反应模式的过程,班杜拉把这种行为习得过程称为“通过反应的结果所进行的学习”,即我们所说的直接经验的学习;另一种是通过观察示范者的行为而习得行为的过程,班杜拉将它称之为“通过示范所进行的学习”,即我们所说的间接经验的学习。环境、认知、行为三者之间存在互动关系,环境通过影响人的认知而影响人的行为,个人的行为与认知又反过来影响环境。

3. 认知行为治疗

(1) 实践原则

基于理性情绪理论,许若兰总结出认知行为疗法的实践原则:① 一个人要为自己的情绪和行为(或活动) 负责;② 一个人表现出来的有害的情绪和障碍性行为是他自身不合理的理念所致;③ 通过自我暗示、自我激励等练习,人们可以获得符合实际的、有益的、理性的观点和理念,并且能使这些观点、理念成为自身思维的一个组成部分;④ 形成、发展自己符合现实情境的观察、理解和分析方法及技巧,完全能很好地接纳自己所面临的情境,并且满意自己的现状。

(2) 操作技术

包括:① 心理教育。心理教育是指运用服务对象日常生活中的经验呈现治疗的概念与要点。② 认知重塑。认知重塑主要通过让服务对象主动识别自动信念、列举理性选择方式等方法,加强服务对象理性认知的能力。③ 处理较广泛的问题。社会工作者应使服务对象在被服务的过程中学会如何处理现实中可能出现的各种情况,并掌握各种必要的知识与技能。

4. 理论运用

认知行为治疗模式认为,认知可以影响人的情绪与行为,行为也能够影响到人的认知过程与情绪。

认识的过程指人脑通过感觉、知觉、记忆、思维、想象等形式反映客观对象的性质及对象间关系的过程,是一个长期的学习过程。长期以来,患者对医院存在着“严肃、压抑、拥挤”的刻板印象，也对医生存有“唯利是图、不近人情”的错误认知，这些认知使得患者就医时容易急躁、焦虑，不愿意与医护人员平等沟通，以致出现医患矛盾、冲突，不仅延误患者的疾病救治，更阻碍了医疗机构的正常运转。

我们的认知决定我们的情绪，我们的情绪决定我们的行为与情感，我们的行为与情感又反过来影响着我们的认知。在不能直接干预患者的行为与情绪的客观条件限制下，改变认知便成为了破解医患关系难题、构建和谐医患关系的切入点与突破口。患者与医护人员的矛盾和冲突是由患者对医院及医护人员的非理性认知所导致的，而非理性认知的出现又与医院严肃、压抑的就诊环境休戚相关。因此，要改变患者对医院的非理性认知，就要营造患者友好型的就医环境，从而改善患者对医院的就诊印象，矫正患者对医院的非理性认知，以患者正向的认知引导出理性的行为，从而最大程度地化解潜在的医患矛盾。

认知的形成是一个长期的学习过程，而条件反射是学习的重要方法之一。诚如巴甫洛夫知名的狗的实验，条件反射的形成也是一个长期训练、强化的过程。所以，以改善就诊环境为目标的项目运作也应该是稳定的、长期的。良好的院内就诊环境会使人产生愉悦、放松的心境，当良性的条件反射形成，便能够改善患者在就诊过程中的焦虑感以及对医院的抵触情绪，从而筑牢医患之间的信任关系，促进和谐医患关系的建立。

基于以上理论背景，以“改变患者对医院的非理性认知”为目标，以医院文化建设为手段，通过项目运作，营造出舒缓压力、愉悦身心的就医环境，架起医患之间平等沟通的桥梁成为化解医患矛盾、构建和谐医患关系的可行方法。

（二）环境心理学理论（Environmental psychology）

1. 传统议题

环境心理学是研究环境对个体影响的心理学分支学科，与建筑学、人类学、地理学、社会学、城市规划和园林设计等学科领域密切相关。

环境是环境心理学中的一个重要研究领域。环境心理学重视对主客观环境的研究，葛鲁嘉将环境细化为物理环境、生物环境、社会环境、文化环境和心理环境五个方面。传统的环境心理学着重研究物理环境、生物环境对人心理的影响,例如儿童医院的建筑布局、装饰壁画等对于儿童心理的影响,抑或医院内噪音与拥挤度对患者就诊满意度的影响。然而近年来,环境心理学越来越注重文化、社会环境对人心理的影响与二者之间的交互作用,出现了环境心理学的“文化取向”。环境心理学研究的最初目的是防止生产事故的发生,并使劳动者保持积极的情绪、掌握熟练的技术与改进操作方法,提高工作效率;在人—机信息传递中,遵循人的心理活动规律,充分发挥人的主观能动性和创造性,避免单调、紧张、焦虑等环境不适反应。近年来,环境心理学的前沿研究更多地聚焦于噪声、拥挤、密度、环境污染、可持续发展等议题,这使环境心理学更加具有广泛的实用性,并与时代发展密切结合。开展环境心理学研究的现实意义十分明显,社会的需要正是它在近年内蓬勃发展的主要动力。

2. 核心概念

(1) 人—环境一致性理论(Person-environment fit model)

“人—环境一致性理论”也可称为“人—环境适宜模型”。它考虑了人类对环境要求的反应与环境对改变人类能力的关系。人与环境实现和谐相处或者是彼此实现一致抑或是彼此适宜的状态,这是环境心理学研究取向的根本目标。因此,研究中常见的是人与环境之间的一致性缺乏的现象。原因是多方面的,从人自身与环境本身两个角度而言,个体的财政需求、偏好或者身体的、认知的能力的变化,以及来自环境方面的失业和社会支持丧失等急剧变化都可能导致这种一致性的紊乱。从主客观的角度而言,则可能由个体对客观环境的错误知觉、主观印象抑或是对个体的自身能力、才能和资源的错误估量导致不一致。此外,当个体能力、资源和需要与环境的要求和供给一致时,个体就更可能去体验控制并作出积极的调整。人们可能移向或者能被劝服而移向与其需要更为一致的环境。因此,通过人—环境一致性模型可以从个体或者环境的角度做出相应的改变而获得成功的治疗,比如改变个体对环境、自身的知觉或者追求与个体的偏好更为一致的环境等方法。早在20世纪70年代,斯图克尔斯认为,行为—环境一致性概念作为理论和环境设计的工具将变得日益重要。这种理念下的研究一直延续至今。在涉及治疗领域的运用中,在改变个体的认知和评价等主观调整方面,表现出与认知疗法的契合性,但是它又超越了传统的认知疗法。

(2) 感觉、知觉与认知

● 感觉(Sensation)

感觉是对直接作用于感觉器官的物体的个体属性反应。心理学上将感觉生理机制分为四步:即收集信息、将信息能量转化为神经冲动、将神经冲动传递给大脑进行选择性加工、在大脑皮层中枢区域形成人类所体验到的感觉。将外界环境信息通过感官系统传入大脑,再由我们本身的经验对这些信息作出处理,最终形成对环境的感官。这一过程便是感觉。

感觉是客体事物的个别属性在大脑中最直观的反映,对同一事物的感觉结合了视觉、嗅觉、听觉、触觉等多种感觉器官的感受,并受到个人信念系统的影响,因此,每个人对同一事物的感觉都不尽相同。

除此之外,不同的感觉也会产生加强、削弱、联觉作用。例如,当人们走入春日的公园时,绿树、鸟鸣、春风通过不同的感觉器官给人带来不同的感受,三种感觉相互强化;反之,看到了春意盎然的景象,却感受到寒风刺骨,不同的感觉就会相互削弱。联觉是由一种感觉引发另一种感觉的现象,触景生情便是最普遍的联觉现象,这一现象也被广泛应用于环境设计中。

● 知觉(Perception)

当客观事物直接作用于人的感官,人不仅能反映该事物的个别属性,而且能够通过各种感官的协同活动,在大脑中根据事物的各种属性,按其相互间的联系或关系整合成事物的整体,从而形成该事物的完整印象,这种信息整合的过程就是知觉。

感觉是人对物体的个体属性的反映,是心理和生理的协调活动。知觉是人对空间内所有有关联的个体属性的整合,是对物体的整体反映,是纯粹的心理活动。知觉的产生通常以感觉为基础,可与感觉同时发生作用,并可与个体的知识体系、信念系统、过往经验等相结合,生成对事物的完整印象。但是知觉并非感觉的简单叠加。

● 认知(Cognition)

人们首先通过感觉产生最初对这种事物的知觉,然后进行反复训练加深知觉,形成知觉记忆,也就是认知。认知是指人们获得知识或应用知识的过程或信息加工的过程,这是人的最基本心理过程。它包括感觉、知觉、记忆、思维、想象和语言等,人脑接收外界输入的信息,经过头脑的加工转换为内存的心理活动，进而支配人的行为，这个过程就是信息加工的过程，也就是认知的过程。

著名心理学家让·皮亚杰提出的认知发展理论，是20世纪被公认为在发展心理学领域最权威的理论，他的理论中将个体应对刺激所作出的回应称之为图式，我们已有的知识和经验就是图式的一种。对于新出现的刺激，人们习惯于将其纳入原有的图式中，这一过程皮亚杰称之为同化。因此，同化受个体图式限制，个体拥有图式越多，同化的事物范围越大，反之越小。当人们用原有的图式来同化新刺激时发现并不适用，便会对原有的图式进行调整，以适应环境，这一过程被称之为顺应。

(3) 密度(Density)与拥挤(Crowding)

密度与拥挤是社会行为中两个重要的概念。密度是一个纯粹的物理概念，是一种客观的状态，简言之就是一定空间内的人员密集度。但是，在心理学研究中，纯粹的、绝对的密度值并不能得出有效的结论。因此，有学者引进社会密度和空间密度两个概念。前者是一个主观的、相对的概念，后者则基本保留原密度的内涵。拥挤则指一定大小的空间内有过多的人而产生的一种消极的主观感受。密度的大小与拥挤并不存在严格的相关。环境心理学家曾对大学宿舍的建筑和拥挤体验进行了研究，发现在空间和人数相等的情况下，建筑和设计上的改变会产生不同程度的拥挤现象。通过研究发现，感受到拥挤的大学生，在心理与行为上都表现出了一些消极的反应，比如退缩、无助感增加、个人空间屏障明显、人际关系紧张等。如果个体之间距离太近，感到拥挤的话，在心理上会产生不舒服的感觉，拥挤破坏了主体对领域和空间的需要，从而扰乱了正常的行为。因此，建筑如何利用现有面积进行有效规划以避免过度的拥挤感，成为环境心理学的重要议题。

(4) 噪声(Noise)

噪声，简言之就是不需要的声音。拜特尔认为，噪声是令人厌恶的、不可控制和不可预知的声音。噪声按照强度大小分为过响声、妨碍声、不愉快声、无影响噪声；根据声音来源还可分为交通噪声、工业噪声、社会生活噪声等。

噪声可对人的听力造成从听觉疲劳到永久性听力损伤的不可逆伤害。较轻微的听觉疲劳可能只造成功能性损伤，但严重的听力损伤在造成功能性损伤的同时，也会带来器质性病变。根据利普斯卡姆和尼斯卡的调查，在超过14 000名大学新生中存在高频听力损伤的流行程度的显著增长，几乎12.5%的6到19岁的美国儿童有噪声相关的听力问题，可见噪声对人的影响是广泛而深刻的。

噪声对人的影响还表现在心理活动方面。噪声对心理活动的影响突出表现在情绪反应中，其中，烦扰是一种对噪声的常见的重要反应。噪音烦扰指当噪声干扰一个人的思想、感觉或正在进行的活动时的一系列感受，包括激怒、不适、忧伤、挫折感、冒犯感。除此之外，噪声还会引起习得性无助，习得性无助被认为是抑郁症的认知行为理论基础，这指出噪声暴露、习得性无助与抑郁症等疾病中存在某些内在关联。

3. 理论应用

基于环境心理学的理论概述，医院社工部从拥挤和噪声两个维度着手，推出"公益音乐会"服务项目，着力解决医院拥挤和噪声给患者带来的不良影响。

人脑接收外界输入的信息，经过头脑的加工转换为内存的心理活动，进而支配人的行为，这个过程就是信息加工的过程，也就是认知的过程。认知的过程也是不断搜集资料与整合感觉的过程，当搜集资料的过程受阻或体验到的感觉均为负向时，患者便会产生对医院的消极认知，进而导致非理性行为与负向情绪。因此，畅通的资料搜集过程与正向的感觉便成为改善患者对医院认知的切入点。

患者资料搜集的过程也就是就诊的过程，就诊过程受阻与门诊的拥挤有莫大关联。考虑到通过扩大医院门诊面积或改变医院建筑布局以缓解门诊拥挤的方法并不现实，医院社工部另辟蹊径，以"公益音乐会"项目为抓手，在患者的就诊环境中创造一个嵌入式的环节，用艺术性的方式缓解拥挤为患者带来的不适感，畅通患者搜集资料的过程，改善患者对医院的认知。

感觉是人对物体的客观属性的反映，是心理和生理的协调活动。知觉以感觉为基础，是人对空间内所有有关联的个体属性的整合，是对物体的整体反映，是纯粹的心理活动。基于此，选择医院文化建设作为切入点，以音乐服务为手段，让音乐陪伴患者就医的全过程，时刻给予患者美的感受，能够起到舒缓患者压力,减少环境给患者带来的心理困扰。

三、项目简介

(一) 项目目标

1. 短期目标

为医院场域下所有人群(包括患者、医护人员、志愿者)提供公益音乐服务,帮助其缓解压力,愉悦身心。

2. 中期目标

营造温馨、友爱的就医环境,推进医院的精神文明建设和文化内涵建设,助力打造人文医院、文化医院。

3. 长期目标

为患者和医护人员传扬理解、包容、友爱、互助的精神,增进医护人员与患者之间的相互理解,打造患者友好型、医患互助型医院,促进和谐医患关系的建立。

(二) 时间

项目起始时间:××年××月××日

(三) 地点

医院门诊大厅及中心广场

(四) 参与人员

目标群体:来院患者、院内医护人员、志愿者等。

工作人员:医院医务社会工作者、音乐学院志愿者、社会志愿者。

(五) 项目策划

传统医疗模式下,由于特殊的服务性质,医院给患者的印象通常是严肃、压抑的,这会导致患者在就医过程中出现紧张、焦虑甚至恐惧等负向情绪,成为产生医患矛盾的一大诱因。基于此,医院社工部从认知行为治疗与环境心理学的理论基础出发,以音乐公益服务为手段,以构建患者友好型就医环境为目标,推出了“公益音乐会”项目,致力于改善医院环境、减少医患纠纷、推动文化建设、促进医患和谐。

“公益音乐会”项目由两部分组成,即常态服务与主题日服务,以下将两部分分开阐述。

1. 准备阶段

(1) 项目宣传

活动宣传包括线上与线下两个方面。线上宣传主要通过官方微信公众号、微信朋友圈以及云医院等平台发布活动信息;线下宣传主要以院内展板、布告、媒体发布、社工部宣传等方式进行。

(2) 物资筹备

医院社工部运用专业方法,链接相关资源,为项目开展做了充分的前期准备。首先,与上海市知名琴行沟通接洽,获得了琴行提供的钢琴无偿使用权,并在医院会议室举行了签约仪式。而后,与音乐学院学生会进行合作,将音乐学院优质的音乐志愿者资源引入医院,为患者提供优质的音乐服务。

(3) 志愿者招募

项目常态服务为来院患者提供长期的公益音乐服务,社工部与音乐学院学生会达成合作,为音乐学院学生提供参与社会实践的平台,引入了音乐学院学生作为医院音乐志愿者。此外,医院也通过海报、展板、微信平台等方式,向社会发布音乐志愿者招募信息,拓展志愿者队伍,改善志愿者结构。

2. 实施阶段

"公益音乐会"常态服务旨在为来院患者及院内医护人员提供常态化的音乐服务,志愿者来院演奏钢琴、提琴、长笛等乐器,或表演手语歌曲,为患者带来精彩的视听盛宴。

音乐会一周举办三次,每周围绕一个主题开展公益音乐服务,当周主题由社工部与志愿者共同商议而定。

(1) "感恩的心"主题周活动策划

时　间	曲目/节目	表演者	互动环节
周一 13:00—15:00	钢琴曲:《Thanksgiving》《致爱丽丝》《雪绒花》《绿袖子》《鸽子》《月亮河》《山楂树》《小路》	音乐学院志愿者	钢琴知识问答
周三 13:00—15:00	钢琴曲:《绒花》《橄榄树》《驼铃》《乡恋》《红河谷》 手语歌曲:《感恩的心》	社会、音乐学院志愿者	简易手语教学

续 表

时 间	曲目/节目	表演者	互动环节
周五 13:00—15:00	童声合唱:《寻找春天》《茉莉花》《同一首歌》 小提琴曲:《梁祝》《云雀》	社会志愿者	古典音乐知识问答

(2) 新年音乐会

主题日服务作为“公益音乐会”项目的重要组成部分,借助节日氛围,开展音乐公益服务。在烘托浓厚的节日氛围的同时,为医护人员、来院患者以及志愿者提供了放松身心的友好环境,在常态服务的基础上起到了锦上添花的作用。

- 活动主题:“乐动人生”新年音乐会
- 活动时间:每年 12 月 31 日
- 活动目标:烘托节日气氛、营造和谐环境、促进文化建设。
- 活动地点:医院中心广场

“乐动人生”新年音乐会

活动名称	活动目标	活 动 内 容	活动时间	所需资源
新年致辞	开场	总结一年来医院取得的发展成就与志愿服务发展历程,向所有与会人员致以节日问候。	3 分钟	舞台、话筒、音响
志愿者代表致辞	暖场	回顾一年来医院志愿服务发展取得的成就,分享志愿服务心得体会,凝聚志愿者共识,提振志愿者信心。	3 分钟	舞台、话筒、音响
优秀志愿者表彰	表彰先进	医院领导与出席嘉宾为优秀志愿者颁奖,褒扬在平凡岗位上默默奉献爱心的优秀志愿者,向社会发出奉献爱心、凝聚共识的呼唤。	10 分钟	舞台、话筒、音响、证书
嘉宾致辞	承前启后	邀请与会嘉宾致辞,点评总结医院一年来医务社会工作发展成果,并向与会人员致以新年问候。	5 分钟	舞台、话筒、音响

续　表

活动名称	活动目标	活动内容	活动时间	所需资源
音乐表演	庆祝佳节	《原创组曲》《春思曲》《舒伯特即兴曲 D946/1》《茉莉花》	20 分钟	舞台、话筒、音响、钢琴
弦乐演奏	庆祝佳节	《在水一方》《瑶族舞曲》《夜来香》《铃儿响叮当》	20 分钟	舞台、话筒、音响
舞台剧	庆祝佳节	志愿者表演舞台剧《医生的日常》，通过刻画平凡医生的一天给患者带来医生忙碌工作的直观感受，加深患者对医生工作的理解。	15 分钟	舞台、话筒、音响大提琴、小提琴等弦乐器
合影留念	留存记忆	主持人宣告活动结束，所有与会人员合影留念。	5 分钟	舞台、相机

(3) 国庆音乐会

- 活动主题：乐享志愿情
- 活动日期：每年 9 月 30 日
- 活动目标：传扬爱国热情，歌颂伟大祖国；密切医院与各共建单位之间的联系，链接社会资源；营造患者友好型就医环境，构建和谐医患关系。
- 活动地点：医院中心广场

国庆音乐会

活动名称	活动目标	活动内容	活动时间	所需资源
奏唱国歌	开场	全体起立，奏唱国歌。	4 分钟	音响
国庆致辞	暖场	院领导致辞。	5 分钟	舞台、话筒、音响
共建单位致辞	暖场	共建单位 A、B 致辞，回顾与医院开展的项目合作，并展望未来合作新项目。	8 分钟	舞台、话筒、音响
钢琴演奏 1	庆祝佳节	来自共建单位 A 的志愿者表演钢琴独奏：《我和我的祖国》《大鱼》《莫扎特 K33 第一乐章》《舒伯特音乐瞬间》《肖邦练习曲第四首》。	20 分钟	舞台、话筒、音响、钢琴

续 表

活动名称	活动目标	活 动 内 容	活动时间	所需资源
签约仪式	资源链接	院方与共建单位A、B签署合作协议，构建未来三年双方合作框架，为院方链接到了优质的社会资源。	10分钟	舞台、桌子、笔、协议书
钢琴演奏2	庆祝佳节	来自共建单位B的志愿者表演钢琴独奏：《第八钢琴奏鸣曲第三乐章“悲怆”》《苏格兰舞曲》。	10分钟	舞台、话筒、音响
手语表演	传递感恩	手语曲目《感恩的心》。	5分钟	
志愿者代表致辞	呼唤爱心	医务志愿者代表致辞，回顾医院志愿服务队伍成长历程，汇报医院志愿服务开展状况，展望未来志愿服务发展规划，呼吁更多社会爱心力量加入志愿服务。	5分钟	舞台、话筒、音响

(六) 所需物资

序号	物 资	数 量	单价(元)	总价(元)	备 注
1	话筒	2	50	200	科室租借
2	音响	2	150/天	300	科室租借
3	钢琴	1	0	0	共建单位捐赠
4	志愿者服装	20	0	0	已有
5	背景墙	2	200	400	
6	席卡	20	1	20	
7	弦乐器	5	0	0	志愿者自备
8	纸杯	20	1.495	29.90	
9	医院广场	1	0	0	提前借用
10	合计	949.90			

(七) 风险对策

预 计 风 险	应 对 方 法
活动参与人员过少	延长活动预热期，通过线上线下联动的方式加强活动宣传，增强活动吸引力。

续 表

预 计 风 险	应 对 方 法
音响故障	提前调试音响设备，并配备有专业技术人员全程在场。
大风天气或下雨	若因天气因素导致户外活动无法进行，则将活动改在门诊大厅进行。
嘉宾缺席	提前电话沟通时间，并为出席嘉宾准备相应的交通补贴。
部分活动缺乏趣味性，观众易倦怠	合理安排各个部分活动之间的顺序，主持人灵活串场，保证活动的趣味性。

(八) 项目实施

1. 常态服务

“公益音乐会”常态服务是音乐服务项目在医院场域常态化运行的新探索。常态服务模式下，每周确定一个主题，在医院门诊大厅举行三次小型音乐会，每周主题由医务社会工作者与志愿者集体讨论决定，医务社会工作者引导志愿者开展头脑风暴，发散思维，群策群力，推出了“感恩的心”、“温暖冬至”、“疫去春来”等多个优秀主题周活动。目前，项目已平稳运营超过四年。

构建患者友好型就医环境始终是“公益音乐会”项目的宗旨。每周三次的公益音乐服务使繁忙的门诊大厅多了一丝温暖的气息，吸引到许多患者驻足观看，侧耳倾听。近几年医院年度满意度调查报告显示，患者对于医院的满意度逐年提高，尤其表现在医院环境建设与文化建设方面。医院投诉接待量与医患纠纷数量也呈逐年下降趋势，充分体现了公益音乐会项目在以优质就医环境促进医患关系和谐方面的重要作用。

公益音乐会的开展不仅为患者提供了友好的就医环境，更吸引了众多社会志愿者加入到音乐公益服务队伍，使医院音乐公益志愿者队伍结构不断完善，组成不断多元，形成了“高校志愿者＋共建单位志愿者＋社会志愿者”的志愿队伍新模式，为医院提供更加优质的公益服务奠定了良好的基础。

“公益音乐会”项目不仅可以服务于患者，更可以服务于医院建设。项目运行四年以来，营造了友好的就医环境，改善了原本紧张的医患关系；项目也吸引了国内多家知名媒体的报道，打响了医院的文化品牌，扩大了医院的社会影响力;以“公益音乐会”为中心,辐射带动了“尚音感恩心秀”、“感恩一刻手语秀”等多个项目的发展,极大地促进了医院的精神文明建设和文化内涵建设。

2. 新年音乐会

“公益音乐会”主题日服务作为节日背景下开展的大型公益音乐活动,与常态服务一起构成了“公益音乐会”项目的有机整体。

新年音乐会以中外经典曲目为主旋律,将不同国家、不同时代、不同风格的曲目融汇于一堂。音乐会由音乐学院和弦乐队的志愿者共同演绎。有《春思曲》《舒伯特即兴曲 D946/1》以及经典的《茉莉花》。弦乐队演奏了《在水一方》《瑶族舞曲》《夜来香》以及圣诞曲目《铃儿响叮当》,为听众呈现了一个多彩的音乐世界。悠扬的音乐可以愉悦身心、缓解压力,音乐会为在场的所有人员带来了一场视听盛宴,吸引了不少就诊患者驻足观看,塑造了医院人文、友好的环境,改变了患者对传统医院严肃、压抑的刻板印象,促进了和谐医患关系的建立。

在音乐会上,还有志愿者代表致辞、优秀志愿者表彰等环节。邀请志愿者代表上台发言,分享自己参与志愿服务的亲身经历和切身体会,凸显了医务志愿者在医生与患者之间的桥梁作用,向社会发出了奉献爱心、投身志愿的呼唤,吸引了许多年轻有为的志愿者加入志愿服务队伍。通过发挥志愿服务先进、典型人物的模范带动作用,也向患者展示了医院对医务志愿服务的重视和建立患者友好型就医环境的决心,通过就医环境的改善,重塑患者与医生的信任关系,推动和谐医患关系的建立。

会上还向患者呈现了由志愿者带来的舞台剧《医生的日常》,通过刻画普通医生平凡的一天,向患者直观地展示了医生岗位的繁忙和医生在面对患者、家庭、个人三者之间矛盾时的无奈与心酸。通过角色扮演的方式生动再现了医生的日常生活,激发患者对医生的同理心,促进患者对医生的理解与包容,构建和谐、友爱的医患关系。

通过此次新年音乐会,医院充分展示了“博爱、精医、创新、偕行”的医院精神,营造了友爱、包容的医院环境;传扬了“奉献、友爱、互助、进步”的志愿者精神,向社会发出了奉献爱心的呼唤;丰富了医院的文化活动形式,推进了医院的文化内涵建设;加深了医生与患者之间的信任关系,为构建和谐医患关系添砖加瓦。

3. 国庆音乐会

金秋十月，丹桂飘香，国庆音乐会在医院广场圆满举行。音乐会以“乐享志愿情”为主题，以庆祝佳节、链接资源、呼唤爱心为目标，歌颂伟大祖国，传扬志愿精神，共建文化医院，谱写了带有医院特色的盛世华章。

来自各共建单位的演奏者们倾情呈现《我和我的祖国》《莫扎特乐章》等著名曲目，用音乐歌唱祖国，用音乐陶冶情操，带领观众领略中外华乐风情，感受祖国岁月变迁。医院手语表演团队通过手语，伴着弦乐钢琴重奏向祖国表达“感恩的心”。音乐会通过多种多样的艺术表演形式，为在场观众呈现了一场耳目一新的视听盛宴，传扬了浓厚的爱国热情与民族情怀。好的文化建设会由内而外带给患者愉悦的就医体验和良好的就医印象。医院以本次活动为契机，大力推进爱国主义教育，助力医院文化建设，以优质的医院文化氛围改善患者对医院的传统认知，推进医患之间相互理解、相互沟通，助力构建新型和谐医患关系。

公益音乐会上，院方还与A、B两共建单位举行了签约仪式，共同规划了未来三年双方之间的合作计划，构建了“医院＋共建单位＋社会力量”的新型公益合作模式。医务社会工作者运用资源链接的专业方法，寻求社会力量参与医院建设，为医院带来了优质的社会资源，在拓展医院公益服务模式、提高医院公益服务效能的同时，也为构建患者友好型就医环境增添助益，为推进医院文化建设锦上添花。现代新型医疗服务模式不仅是疾病的治疗，更是对全人健康的关注和对文化服务的重视，医疗卫生体系文化建设需要共建单位与社会力量的大力支持，“医院＋共建单位＋社会力量”的新型医院公益合作模式必将在新时代焕发勃勃生机，共商、共建、共赢的合作理念也必将吸引到更多优质的社会资源参与到新型医疗服务模式的建设中来。

（九）项目评估

1. 结果评估

“公益音乐会”项目服务的目标群体是医院场域下的所有人员，即医生、护士、志愿者等。通过公益音乐会常态服务和主题日活动的进行，为来院患者营造了友好、舒适的就医环境，改变了患者对医院的传统认知与刻板印象，加深患者对医生的信任，提高了患者的依从性。通过公益音乐会活动的举办，改变了医护人员紧张、压抑的工作氛围，创造了舒适、放松的工作环境，舒缓了医护人员的生理、心理压力，改善了医护人员对患者的认知，从而促进医护人员工作态度、工作方法的改善。公益音乐会活动架起了医护人员与患者之间沟通、交流的桥梁，也促进了就医、工作环境的改善，为创造患者友好型就医环境、构建和谐医患关系起到了重要的促进作用。

精神文明建设和文化内涵建设对现代新型医疗服务模式的建设和医院的全方位发展起到了重要的支撑作用。“公益音乐会”项目以艺术表演为途径，整合多方优质社会资源，为患者提供了放松身心、舒缓压力的友好就医环境，也极大地促进了医院的精神文明建设与文化内涵建设，推动了现代新型医疗服务模式的建设和医院的全方位发展。

“公益音乐会”项目通过音乐公益服务，帮助医院场域下的医护人员、患者放松了身心，缓解了压力，提升了医护人员的工作效率，改善了患者的就医体验。此外，项目的运行过程也是医院志愿服务团队成长的过程，极大地增强了医院志愿服务团队的凝聚力与向心力。

2. 过程评估

医院社工部建立了完善的志愿服务记录机制和公益活动记录机制。在项目的常态服务中，志愿者有完善的签到、签退记录，面对医护人员和患者有意见反馈本和满意度调查表，面向共建单位有完善的项目执行监督机制。

在项目主题日活动中，由于活动规模较大，社工部建立了一套包括签到、活动记录、礼品签收、互动反馈等的全流程记录机制，同时在活动的各个流程留下文字、图片、音频、视频材料，均可作为后期评估资料。

四、专业反思

（一）塑造认知与行为的关联性

日常生活中，在正常状态下，人们的认知和行为往往呈现出高度的关联性，譬如如果我们对事物抱有正面的、积极的看法，我们就会展现称赞、颂扬、肯定的行为；反之，如果我们对事物抱有负面的看法，我们就会用实际行动来表达对其的厌恶，包括唾骂和抱怨。医院作为一个高度开放性的公共场所，每天在这一场所中发生的大大小小的事件不计其数，我们很难保证所发生的的每一件事都会对前来就医的患者带来正向的、积极的感受，因为很多时候，事件的发生其实是不受控制的。在这样的现实情况中，医务社会工作者可以介入的环节其实并不多，而且无法把握最恰当的时机。然而，没有办法把控客观事件的发生，医务社会作者却可以制造一些机会，让这些机会产生对患者较为积极的、正向的影响。

在这一案例中，音乐会这一形式无疑在患者的认识层面改变了“医院”这一既定的偏负面的印象，用优雅的音乐、美妙的旋律一定程度上覆盖掉嘈杂的环境和喧嚣的氛围，从而在患者的认知层面造成冲击，产生一种“原来医院的门诊大厅还可以这么令人舒适”的心情。根据正强化理论，我们已知道刺激的强化对于个体认知改变的重要性，但是，显然医院的门诊大厅不是演艺场所，不可能天天举办大型的公益演出，日常有序的医疗秩序还是最重要的。这样的话，偶尔一两次音乐会无法使患者的认知层面得到一定频率的良性刺激，维持患者认知层面的感受可能性较小，因此，必须有另外一种更具可操作性的实施方法使这一良性刺激能持续保持。在这一案例中，日常的钢琴演奏作为公益音乐会的异化出现在医院的门诊大厅，由于其规模较小、时间紧凑、操作更易，便于作为日常公益服务的一部分每天进行。这就使门诊钢琴演奏在这里起到了一个固定的、反复出现的强刺激，对患者的认识层面进行反复的良性刺激，从而使其惯性思维得到或多或少的改变。这些认知层面的改变可以引导出患者积极的、正向的行为，对医院抱有一种强烈的赞许，在这样的氛围中，患者群体的整体感受良好，言行举止偏于自我约束，即使有一些不可控的负面事件发生，也不会导致事件的激化。

此类活动给了我们很大的启示，不管是怎样的特定、特殊的场所，如果我们想使服务对象尽可能多地产生正向的行为，那么给予正向的认知层面的良性刺激很重要。医务社会工作者可以因地制宜，采取一些可操作性的方法，创造一些能给予患者认知层面正向刺激的机会，从而激发其积极的行为。

（二）优化物理环境以改变个体的内环境

通过环境心理学理论我们知道，在我们所处的环境中，很多因素会对人的心理产生影响。一般而言，洁净美会让人感觉身心愉悦，脏乱差会让人心生厌恶，正因为如此，人们对于所处的环境总有美好的期待，希望有宽敞、靓丽、整洁的居住环境，安全舒适的出行环境，和谐友善的互动环境，也正因为如此，创造更宜居、宜行的环境一直是我们所追求的目标。

基于上述，如果想让患者在医院有很好的体验感，提高其对医院的整体满意度，改变环境，让环境变得更美好无疑是一种途径。但实际情况是，医院内的硬件环境并不是想改变就能改变的，很多环境是短期内我们无力改变的，而且这些无法立即改变的环境恰恰是会引起患者负面体验的物理因素，譬如医院内压抑的楼群、拥挤的人流、繁琐的就诊流程、浑浊的空气等。因此，想要改变医院的整体环境，必须另辟蹊径。

其实，很多时候，我们在不改变整体布局的情况下，只需稍加变动，就能使整体感觉出现不一样的效果。譬如在一整套黑色的套装上配上一枚亮色的胸针，在一头平铺直发上戴上一个好看的发夹，在一间摆设刻板的房间内放上一盆艳丽的鲜花等等。这种做法画龙点睛，以细节凸显效果。

根据上述原理，在对医院现有环境进行改造时，如能在原有的环境中加入某些环节，在不改变原有整体大布局的情况下，使环境稍稍优化，无疑是一种两全其美的办法。公益音乐会或日常钢琴公益演奏就是这样一种新生事物，在不给医院日常医疗活动添乱、不打破既有医疗秩序的前提下，给现有的医疗环境添上一抹色彩。这一简单而有效的举措，可以使得医院门诊大厅的布局产生完全不一样的视觉和听觉效果，让人在音乐响起的那一刻仿佛置身于优美的艺术氛围中，并对整个医院的环境感受产生积极的改变，使患者在就医过程中保持相对舒心、平静的心理状态和情绪状态。

同理，医务社会工作者在医疗场域中，要善于创造性地发现可供介入的环节和机会，用细微的举动和改变来影响患者的整体感觉，如在炎热的夏季给候诊的患者及家属送上清凉的饮用水，在繁忙的门诊大厅设置一张志愿服务台等等，都是力所能及而且立竿见影的举措，让患者在有需要的时候，惊喜地感受到医院的人性化服务，并发现医院的可爱、可亲之处，大大改善其整体的就医感受。

沪剧、东航进病房项目

一、活动背景

“没有全民健康，就没有全面小康”，进入新时代，以习近平同志为核心的党中央高度重视人民健康，在“十三五”规划中，将“健康中国”上升为国家战略。改革开放以来，中国经济快速发展，人们的生活水平进一步提高，在大多数人的温饱问题都得到解决的前提之下，人们产生了更多精神层面的需求。除此之外，得益于人文社会科学的大发展，人们对于健康的理念有了新的理解，又加入了智力、道德等其他因素，传统的健康概念已经不足以概括人们对健康的要求。为了概括这种层次更高、内容更丰富的健康状态，“大健康”的概念应运而生：“大健康”是个人根据时代特征，追求全方位、多维度、全周期的完全健康的一种理想状态。大健康追求的不仅是个体身体健康，还包含精神、心理、生理、社会、环境、道德等方面的完全健康，提倡的不仅有科学的健康生活，更有正确的健康消费等。可见，作为“健康中国”战略的重要目标，“大健康”比传统的健康观念更加注重人的身、心、社、灵全方位健康，因此对医药卫生系统的文化建设提出了更高的要求。“沪剧、东航进病房”项目就是在这样的背景下应运而生的。

康复医学是为了康复的目的，进行有关功能障碍的预防、诊断和评估、治疗、训练和处理的一门医学学科。医院康复科患者大多数为脑损伤后遗症患者，一般带有不同程度的肢体、认知或语言功能障碍，且治疗周期相对较长。因此，康复科患者需要长期住院治疗，在住院过程中容易产生孤独、焦虑、抑郁等负向情绪。此外，老年科患者也存在需长期住院治疗的情况。长期住院会对患者的社会支持网络、心理情绪等带来不良影响，进而影响患者的康复。因此，医院社工部推出“沪剧、东航进病房”项目，旨在丰富患者的住院生活，优化患者的住院环境，改善患者情绪状况，加快患者康复进程。

二、理论基础

（一）生态系统理论（Ecosystem theory）

1. 理论概述

生态系统理论是由布朗芬·布伦纳提出的，他把人的社会生态系统由小到大分为微观系统、中间系统、外层系统、宏观系统以及一个历时系统。宏观系统是微观系统、中间系统与外层系统所嵌套的文化与社会背景，包括文化、亚文化和媒体等支持性因素。外层系统是指个人并未直接参与，但却对个人发展产生间接影响的系统。中间系统是个人与其主要社会组织之间的关系，是个人成长中积极参与的两个或多个场域间的互动关系，如学校与家庭等。微观系统是指个体以及与个体活动最直接相关的环境，这些系统与个人的互动是最直接、最频繁的。此外，布朗芬·布伦纳还提出了时间维度，也叫历时系统，他认为，在强调环境因素的同时，也要注意个人随时间而不断变化的动态过程，认为人是有主观能动性的，在适应系统的同时，也会自主地选择环境。生态系统理论强调个体与各个系统的相互作用，认为每个人都存在于一系列相互影响的环境系统中，这些个人与系统的互动影响着其健康发展。

2. 核心概念

（1）生命周期（Life cycle）

指的是影响个人发展的相关社会结构及历史变迁中的生活事件。生命周期以时间和空间两个维度呈现出来，运用时间线方法可以重现服务对象所经历的集体历史事件。生命周期在一定意义上就是一个人与其周边环境的互动过程。

（2）人际关联（Interpersonal connection）

指个人拥有与他人联结而建立关系的能力，这种关系发端于亲子间的依附关系且不断向外拓展，并因此建构个人在未来生命周期中所发展出来的各种互惠性的照顾关系。

（3）能力（Ability）

指通过个人与环境间的成功交流经验，建立个人有效掌控环境的能力，具体而言，此种能力涵盖了从幼年生活经验发展出的自我效能感，能与他人建立有效而关怀的人际关系，有做决定的能力和自信，有能力动员环境资源及社会支持。

(4) 角色(Role)

角色表现为一种互惠性的社会层面的角色，而不是个人的角色，是个人内在历程及社会参与的桥梁，受到个人感觉、情绪、认知和信念系统的影响。

(5) 地位与栖息地(Status & habitat)

栖息地指个人所在文化脉络中的物理及社会环境，地位指个人在其所在的环境或社区中所拥有的成员地位。

(6) 适应力(Adaptability)

在人与环境的交流过程中，人与环境间相互影响和反应以达到最佳的调和度。生态系统理论认为，适应良好与病态、偏差等问题无关，而是特定条件下的成功交流。而适应不良指的则是个人的需求和环境提供的资源、支持之间无法搭配调和。

3. 理论运用

(1) 微观系统

微观系统是指个体以及与个体活动最直接相关的环境。在医院场域下，住院患者与医护人员、护工、志愿者等的互动都可以构成一个微观系统。在康复科、老年科等科室，患者由于较为特殊的治疗需求，往往需要长期住院进行治疗。长期的住院生活会导致患者社会支持断裂，社会互动减少，沟通能力降低，从而导致患者与社会的脱节。除此之外，长期与患者互动的医护人员、护工等院内工作者由于工作压力等原因，在与患者沟通交流方面可能存在较多疏漏，无法时刻关注到患者的心理情绪，甚至容易与患者产生冲突，不利于患者的身心健康。在患者社会互动需求的导向下，通过专业方法增强患者的社会互动是必要而有效的。

(2) 中间系统

中间系统是指家庭、学校、朋辈群体及社区之间的联系与相互关系。在医院场域下，患者的中间系统最常见的就是家属与医院之间的互动，长期住院的患者在病房中会受到医院文化的感染、熏陶，良好的医院文化会对住院患者及其家属起到积极正向的影响。

医患矛盾牵涉到医院、患者、家属三方的利害关系。患者家属由于经济、认知等因素，容易对医护人员产生不信任感，影响家属与医护人员之间的沟通交流，进而影响甚至延误患者疾病的诊疗。好的医院文化能够直接促进患者与医院的关系改善，并优化患者家属的沟通、交流模式，推动患者家属与医护人员的平等对话，建立以疾病治疗为中心的患者家庭与医院的良性互动，从而起到缓解医患紧张关系，促进医患沟通交流，助力医患关系和谐发展的作用，并在一定意义上改善了患者家庭内的沟通交流模式，为患者出院后的长期照护打下了坚定的家庭基础。

(3) 外层系统

外层系统是指患者并未直接参与，但却对他们的发展有影响的环境系统，例如在医院文化建设项目中，医院共建单位/企业的单位文化也会间接影响到患者对医院的看法和他对康复的信心。

目前，医院+共建单位的合作模式日益走入大众视野，医院通过项目与共建单位/企业达成长期战略合作，链接共建单位的优质资源有序进入病房开展公益服务。在共建单位志愿者进入病房开展服务的过程中，在传递“奉献、友爱、互助、进步”的志愿者精神的同时，还间接传播了共建单位的单位文化。医务社会工作者在寻求共建单位合作时，一般更加倾向于与社会知名度高、社会责任感强、社会认可度高的单位/企业达成合作，这些单位/企业的文化内涵一般符合普世的价值观，并且具有一定的激励、引导作用，如“严谨高效，激情超越”等。这些单位/企业文化通过项目的运作影响到医院的患者，起到了积极、正向的引导作用。

(4) 宏观系统

宏观系统是微观系统、中间系统与外层系统所嵌套的文化与社会背景。中国传统文化一向十分重视社会与人的和谐，孔子曾提出忠、孝、诚、信、敬、爱、仁义、道德的做人准则，并力倡“和为贵”的价值取向，建设宽厚处世、协和人我的和谐社会。在当今时代，社会主义核心价值观作为中国特色社会主义建设的灵魂工程，更是在社会层面提出了“富强、民主、文明、和谐”的目标，在个人层面提出了“爱国、敬业、诚信、友善”的期许，可见，和谐一直是社会发展与人际互动的主基调。

进入新时代，我国社会文化的主旋律是和谐、友善、关怀的。康复科、老年科患者由于长期住院，缺乏社会互动，容易与社会脱节，进而产生孤独感与被抛弃感，甚至出现“主动边缘化”的行为，拒绝融入社会，成为患者康复后回归社会的一大阻碍。医务社会工作者认可社会互动的极端重要性，因此，向长期住院患者传达社会的声音与大众的关怀成为提升患者自我效能感与心理适应能力，促进患者顺利回归社会的重要方法。

(二) 大健康理论(Comprehensive health theory)

1. “大健康”理念的内涵和演变

(1) 踵事增华，“健康”理念历久弥新

不同的时代对于健康的定义有明显的不同，但从大方向上来看，人类对于健康的认识和世界上一切事物一样，经历了一个由简单到复杂，由局部到整体，由感性到理性，由单一到多元的演变过程。

健康是一个恒久发展的概念。在20世纪50年代以前，由于经济和科技水平不高，人们生活需求较低；生命科学、医学和心理学等学科之间趋于孤立，缺乏沟通，使得人们对于健康的理解仅仅局限于“不生病”，这使得健康的概念被长期限制在生理的单一层面上。

20世纪50年代之后，随着经济和科技的发展，人们对于生活的要求也越来越高。得益于多学科交叉融合发展的趋势，人类对于健康概念的理解开始有了对精神健康和社会适应能力的考量。世界卫生组织(WHO)在新制定的《世界保健大宪章》中，对健康作了如下定义：“健康，不仅仅是身体没有疾病，还要有完整的生理、心理状态和社会适应能力。”这标志着人们开始从生理—心理—社会的多元维度来定义健康。

进入20世纪90年代，长期的工业快速发展带来的环境问题给人们的健康带来极大的影响，各种疾病的出现与广泛传播给世界各国人民敲响了警钟。世卫组织在“生理、心理、社会”三大健康要素中又加入了“环境”要素，“形成了人的心理与生理、人与社会、人与环境相互适应的整体观念”。至此，人类对健康概念的理解趋于全面。

(2) 吐故纳新，“大健康”理念水到渠成

进入21世纪，得益于改革开放的中国经济快速发展，人们的生活水平进一步提高。在大多数人的温饱问题都得到解决的前提之下，人们产生了更多精神层面的需求。除此之外，得益于人文社会科学的大发展，人们对于健康的理念又有了新的理解，又加入了智力因素、道德因素等其他因素，传统的健

康概念已经不足以概括人们对健康的要求。为了概括这种层次更高、内容更丰富的健康状态,“大健康”的概念应运而生:“大健康”是个人根据时代特征,追求全方位、多维度、全周期的完全健康的一种理想状态。大健康追求的不仅是个体身体健康,还包含精神、心理、生理、社会、环境、道德等方面的完全健康,提倡的不仅有科学的健康生活,更有正确的健康消费等。

“大健康”是一种理想追求,它随着时代变化不断丰富发展它的内涵,也随着地域的变化显示出浓厚的地域特色。有学者认为,如今人们所理解的健康,除了前面所表述的心理、生理、社会、环境四因素的和谐统一,还要加上寿、智、乐、美、德。这种演变的驱动力主要来自人们需求的品位和层次随时代的进步而提高。所以说,当今中国人对“大健康”的理解,是有明显的时代发展特征,同时也具有明显的地域分野特征。

但从“大健康”的结构层次来说,“大健康”的概念仍然是以生理健康为基础,层层向上建构的。只有满足了生理健康的需求,才能满足心理、道德等其他方面健康的需求。

2. 目前大健康的发展趋势

(1) 从“治病”到“治未病”,思维转向健康管理

随着人们对健康概念认知的改变,人们健康管理的模式也从“以疾病为中心”转移到“以健康为中心”,从原来的“治疗”转到“预防”,从原来的“治病”转移到“治未病”。

大健康关注的是“人的全生命周期的健康”,即“怀孕—出生—生长—成熟—衰弱—消亡”生命周期各阶段、全方位的健康。因此,其服务对象也由患者转移到了全体人员,每个人在任何时候都可以对自己进行健康管理。

(2) 从“生理”模式到多元模式,医疗机构摆脱“刻板印象”

传统医学模式是以“生理”为中心的,随着健康概念的不断丰富和人们对“大健康”的追求,传统的生理医学模式也开始向多元化方向转变,心理、社会等因素被更多地考虑在内,在疾病的治疗过程中也起到了很大作用。

3. 大健康背景下医疗机构发展的机遇

(1) 策略合作,多元渠道,互动共生

“大健康”观念带来了大健康产业的飞速发展,各类健康产品、健康信息服务等行业成为后起之秀。医疗卫生机构可以依靠自身专业优势,与各种企

业合作，促进科研成果转化，带动传统技术创新，广泛融资，获得利润的同时，也可以给医疗机构带来更好的社会评价，产生更大的社会效益。

同时，“大健康”观念的普及也给国际、院际的医疗合作带来更加广阔的空间。加强国际交流，增进院际医疗技术合作与沟通，密切同高等院校、科研机构的联系，是增强医疗机构自身实力和社会影响力的良策。

（2）历久弥新，中医药保健大有可为

大健康观是中医健康观的延续和继承，是中医整体观、“天人合一”思想理念的创新与发展，是中医“治未病”理念的延伸和拓展。以中医古方、针灸推拿、膏药敷贴为主的大健康产品的出现，使传统中医药再次进入大众视野。传统中医药认可度的提高使中医药保健逐渐为大众所了解，中医药保健以其循序渐进、操作简单等特点在居家保健领域独树一帜，但受制于医学的专业性，许多专业的操作技术仍需要专人指导，并向大众推广。

4. 大健康背景下医疗机构的新作为与反思

（1）关注患者心理，凸显人文关怀

与传统健康理念相比，“大健康”理念更加广泛，即兼顾生理、心理、社会等因素的全面健康。从单纯生理健康模式到多元健康模式的转变为医疗机构开展工作提出了新的希冀，即注重患者的心理健康，展现医院的人文关怀。在这一原则的指引下，许多医疗机构通过志愿服务、项目运作等方式，推出了一系列院内服务，促进了人文医院的建设。

然而，传统的以“大健康”为指导思想的各类项目，确有照顾到患者的身、心、社、灵全方位健康，但项目主要以院内环境的改善或只是患者被动接受服务，这种服务方式在短时间内的确会起到舒缓压力、愉悦身心的作用，但患者缺乏参与感与获得感，一旦项目结束，患者即会出现功能退化或丧失，再次陷入焦虑、抑郁等情绪，达到的效果将与项目目标大相径庭。

（2）开展健康宣教，传扬健康理念

随着人们健康观念从“治病”到“治未病”的转变，获取健康知识、居家保健指导的需求也日益强烈。随着互联网的广泛运用，各个医疗机构也通过微信公众号、微博等新媒体方式，传播健康知识，为民众提供居家保健指导等服务。

但是，受制于医学的专业性，专有名词的过量堆砌容易使推文晦涩难懂，严重影响推文的实际效果，使健康宣教流于形式，浮于表面，并不能起到实际效果。除此之外，日常保健中的一些专业技术也需要有专人指导，推文并不能起到交流互动作用，因此，作用也会受到一定限制。

(3) 寻求多方合作，拓展服务领域

大健康观念的普及激发了多元主体进入健康领域的热潮，医院与高校、科研机构、企业、社会组织的合作空间变得更加宽广，院际合作与国际交流的普及也为守护人民健康带来了更多可能性。

5. 大健康背景下社会工作的新发展

相较于传统的健康观念，“大健康”观念注重人的生理—心理—社会全方位健康，是更加全面、更加多元的健康观念。随着医务社会工作在我国的迅速发展，社会工作介入健康领域的程度逐渐加深，越来越多地参与到卫生健康系统的建设与发展中来，为“大健康”理念带来了新的发展机遇。

(1) 增权赋能，助人自助

增权、赋能两词同意，意为赋予能力或能量，它是社会工作领域重要的价值准则与工作方法。“助人自助”一般指增强服务对象的自助的能力，并在帮助服务对象的过程中促进社会工作者的成长。在社会工作视角下，“大健康”除了是患者身、心、社、灵的全面健康，也是患者潜能的激发与优势的凸显。

(2) 社会参与，传递健康

社会工作十分重视社会正义与社会责任，并且有社区参与、社区共融等多种专业方法参与社会服务。当社会工作介入健康领域，各种专业方法也广泛运用在健康知识宣教等方面，为人民健康贡献良多。

(3) 资源链接，多方共建

链接资源是社会工作的一项重要工作方法，也是社会工作者的一项必备职业技能。当社会工作介入健康领域，健康行业的主体就并不再仅限于医院，而是出现了以医院为主，多方主体共建的新型模式。社会工作者利用自身链接资源的能力和技巧，积极寻求共建单位合作，为传统医疗模式带来新的生机。

6. 理论运用

良好的合作有赖于专业的技术与良好的运营。目前，虽然健康机构的多方合作成为可能，但由于大多数医院缺乏链接资源与利用资源的专业技术人才，医院与其他机构之间的深度合作难以展开，这使得医院服务的开展后劲不足，服务的形式也难免单一。

医院社工部立足于社会工作“增权赋能”、“助人自助”的专业价值观念，策划了“沪剧进病房”项目，其目的是以上海地方传统文化沪剧为媒介，将沪剧文化传递给病房的每一位患者，给患者带来美好的视听享受。除此之外，还预期项目能致力于激发患者的积极性和主动性，强调患者在获得服务的同时参与服务，通过在服务过程中设置多个互动环节，使患者真正参与到项目中来，提升患者自助能力，强化患者在项目中的获得感与参与感。

在当前“大健康”背景下，传统中医药文化迎来新的发展春天，医院策划了“东航进病房”项目，来自东方航空公司的志愿者们除了日常进入病房进行探访、慰问以外，还会定期来到中医科接受培训与中医知识宣讲，为有需要的住院患者进行膏药敷贴服务，在服务患者的同时，也学习、传承了中医药传统文化知识，向社会传播了更多中医健康知识与健康观念，为全民健康添砖加瓦。

三、项目简介

（一）目标

1. 任务目标

向住院患者传达友爱、互助的志愿服务精神和来自社会的关爱，丰富患者住院生活，优化患者住院环境。

2. 过程目标

在病区营造和谐、友爱、积极、向上的友好氛围，建设积极的病区文化；传达关爱，改善患者消极、负面的情绪，提升患者的康复信心；丰富医护人员的工作生活，提高医护人员的积极性，增强科室凝聚力；守护患者全人健康，促进和谐医患关系的建立。

（二）时间

项目起始时间：××年××月××日起

（三）地点

医院康复科及老年科病房

（四）参与人员

1. 服务对象

康复科、老年科住院患者、医护人员、护工等。

2. 工作人员

医院医务社会工作者、沪剧队志愿者、东方航空公司客舱服务部乘务五部凌燕团队、社会志愿者等。

(五) 项目策划

康复科、老年科住院患者由于需长期住院治疗,容易产生抑郁、焦虑等负向情绪,存在陪伴、宣泄等心理社会需要。因此,医院社工部推出了“沪剧、东航进病房”项目,旨在通过沪剧的艺术表演形式和东航的优质服务,向住院患者传达关爱与支持,提升住院患者的康复信心与科室的文化软实力,促进和谐医患关系的建立。“沪剧、东航进病房”项目由“沪剧进病房”和“东航进病房”两部分组成。

1. 准备阶段

(1) 物资筹备

医院社工部以专业方法链接优质资源,为项目的开展做好充足的物资准备。首先,同医院康复科病房展开横向沟通,达成了项目合作,康复科为项目提供运行场地,为后续的项目开展提供了必要条件。而后,社工部与所在街道沪剧队达成合作,引进了优质的沪剧表演团队进入病房开展服务。

(2) 活动宣传

由于活动场域的限制,项目活动的宣传工作只在线下进行,主要宣传途径有康复科病房展板、布告宣传和社工部进入病房宣传等。

(3) 志愿者招募

由于沪剧艺术表演的专业性,本项目志愿者不对社会开放招聘,以共建单位团体服务为主。

2. 实施阶段

(1) “沪剧进病房”项目首秀暨签约仪式

活动主题:“沪剧进病房”项目首秀暨签约仪式

活动时间:××年××月××日

活动目标:项目试运行、改善住院环境、链接社会资源

活动地点:医院康复科病房

活动策划内容:

● 表演者致辞：表演者代表向观众进行团队介绍，并对项目进行简介，同时向观众普及沪剧有关知识。

● 剧目表演：《办喜事》《芦苇疗养院》《罗汉钱》《蝴蝶夫人》。

● 沪剧知识小问答：沪剧表演团队设计沪剧知识小问答环节，与台下观众亲切互动。

● 签约仪式：院方与所在街道在医院会议室举行签约仪式，规划项目合作框架，展望项目愿景，达成项目的合作。

（2）沪剧进病房，国庆重阳送欢乐

活动主题：沪剧进病房，国庆重阳送欢乐。

活动日期：国庆、重阳节前夕。

活动目标：庆祝国庆、重阳双节，歌颂伟大祖国，烘托节日气氛；改善患者住院环境，提升患者康复积极性；增权赋能，提升患者主动性。

活动地点：医院康复科病房。

活动策划内容：

● 表演者致辞：表演者向大家致以节日问候，宣告活动开始。

● 剧目表演：《一丝青发》《忆君》《洞房》《星星之火》《红色宣传员》。

● 红歌合唱：《歌唱祖国》《我和我的祖国》。

● 歌词创作：邀请台下观众参与沪剧的填词创作。

● 合影留念：与会人员合影留念。

（3）东航进病房

活动主题："大爱东汇，情深航心"签约仪式暨端午节公益演出。

活动日期：××年端午节。

活动目标：与共建单位达成合作，链接优质社会资源；改善患者就医环境，构建和谐医患关系。

活动地点：医院中心广场。

活动策划内容：

● 主持人致辞：主持人向与会人员致以节日问候，宣告活动开始。

● 共建签约仪式：院方与东方航空公司举行签约，构建合作框架。

● 歌舞表演：舞蹈《芳华》、演讲《传递善意与温暖》、独唱《虹之间》、单簧管独奏《天空城堡》、配乐朗诵《致橡树》、手语合唱《感恩的心》。

● 香囊制作：志愿者向所有与会人员发放材料，并教大家制作驱蚊香囊。

● 合影留念：所有与会人员合影留念。

(4)“凌燕爱心日”病房探访总动员

活动主题：空乘进病房，笑颜暖人心——“凌燕爱心日”病房探访总动员。

活动时间：每两个月一次。

活动目标：优化患者住院环境，促进患者心理状况改善；建立和谐、友爱的科室文化，构建和谐医患关系。

活动地点：医院老年科病房。

活动策划内容：

● 病房探访：东航志愿者走进病房，为长者带来关爱与陪伴。

● 一起做手工：志愿者在病房里组织患者一起编织中国结。

(5) 传承中医传统文化，空乘敷贴冬日送暖

活动主题：传承中医传统文化，空乘敷贴冬日送暖。

活动时间：每年两次。

活动目标：构建友好和谐的就医环境、和谐的医患关系；传承中医药优秀传统文化。

活动地点：医院针灸科、老年科。

活动策划内容：

● 志愿者培训：针灸科医生为志愿者进行中医宣讲与教育学习。

● 开展冬季敷贴志愿服务：志愿者在老年科开展冬季敷贴志愿服务。

(六) 所需物资

沪剧进病房					
序　号	**物　资**	**数　量**	**单价(元)**	**总价(元)**	**备　注**
1	扩音器	2	50/天	100	科室租借
2	志愿者服装	20	0	0	已有
3	乐器	5	0	0	志愿者自备
4	康复科病房	1	0	0	商议借用
5	总计	100			

续 表

东航进病房					
序 号	物 资	数 量	单价(元)	总价(元)	备 注
1	话筒	2	50	100	科室租借
2	音响	2	150/天	300	科室租借
3	志愿者服装	20	0	0	已有
4	背景墙	2	200	400	
5	席卡	20	1	20	
6	乐器	3	0	0	表演者自备
7	医院广场	1	0	0	提前借用
8	老年科病房	1	0	0	商议借用
9	合计	820			

(七) 风险对策

沪剧进病房	
预 计 风 险	风 险 预 案
观众兴趣不高	表演贴近生活,符合现代社会审美的剧目;加强与观众的互动交流;准备小礼品。
康复科患者行动不便	将表演者分组,从病房大厅进入各个病房。
表演类型单调	开发朗诵、歌唱、乐器表演等多种艺术形式。

东航进病房	
预 计 风 险	风 险 预 案
老年科患者戒备心较强	对志愿者进行沟通技巧培训;志愿者携带小礼物;鼓励进行小组互动。
患者质疑志愿者敷贴技术	提前告知患者志愿者经过专业培训。
患者参与活动不积极	与患者建立良好的人际关系;提前做好活动预热;加强活动宣传。

(八) 活动实施

1. 沪剧进病房

(1)“沪剧进病房”项目首秀暨签约仪式

劳动节之际,来自街道沪剧队的志愿者们第一次来到病房,通过合唱、对唱与独唱的形式，为康复科住院患者带来了《办喜事》《芦苇疗养院》《罗汉钱》等五首经典的沪剧曲目，并开展了沪剧知识小问答，赢得了患者和医护人员的广泛好评。

通过将沪剧这种高雅艺术引入病房，为住院患者带来一场视听盛宴，为患者沉闷、无趣的住院生活带来了一抹亮色，丰富了患者的住院生活，改善了患者的心理情绪状况，以友爱、包容、积极向上的科室文化促进患者对于科室的信赖与认同，为患者提供了康复治疗的友好环境，从而促进患者康复信心的提升和依从性的提高。

"人在情境中"是社会工作的重要价值观念，即认为人不是完全独立存在的个体，人的行为受所处环境的影响，环境的压力和人际之间的冲突会给人带来影响与困扰。因此，从人与环境互动共生的角度出发看待人的问题成为社会工作的重要视角。医院病房安静、肃穆的环境容易给患者及家属带来紧张、压抑等负面情绪，进而影响到患者的康复治疗。通过沪剧进病房项目的运作，为病房带来了生机与活力，改善了病房的压抑气氛，推动了病房的文化内涵建设与凝聚力建设，为患者的康复治疗营造了良好的环境。

由于沪剧表演的艺术专业性，沪剧进病房项目需要链接专业的社会资源。沪剧进病房首秀过后，院方与街道沪剧队举行了签约仪式，双方搭建了项目合作框架，展望了未来合作愿景。医院与共建单位的合作拓展了医疗服务外延，深化了医疗服务内涵，加强了医院人文建设，为医院的发展注入了新的动力。

(2) 沪剧进病房，国庆重阳送欢乐

国庆、重阳前夕，医院的老年科病房传来阵阵欢歌笑语，众多患者和家属围观，掌声不断。表演者都穿上了特色的沪剧服装，通过齐唱、对唱和独唱的形式，分别表演了《一丝青发》《忆君》《洞房》等沪剧经典曲目。戏声婉转，曲调悠扬，引人驻足，获得患者、家属和医生护士的一致赞誉。为了增强观众的热情并迎接即将到来的国庆、重阳双节，表演者还特别演唱了耳熟能详的爱国歌曲《歌唱祖国》《我和我的祖国》，在座的老前辈们积极参与，和表演者一起互动跟唱，气氛热烈，欢声不断。在表演结束后，沪剧队的成员们还组织台下观众一起为沪剧填词，用现代歌词演绎传统戏剧，使传统文化焕发新的生机。

街道沪剧队的志愿者走进病房，将沪剧传统艺术传递给病房里的医护人员、患者及家属，起到了弘扬上海优秀传统文化的重要作用。迎合国庆、重阳的节日背景，沪剧表演队通过爱国歌曲合唱的形式同患者一起表达对祖国的热爱与感恩，帮助在座的患者宣泄情绪，缓解压力，增强康复信心。此外，沪剧队成员与患者频繁互动，使患者在享受服务的同时参与服务，增强了患者的参与感、获得感与幸福感。

2. 东航进病房

(1) “大爱东汇，情深航心”签约仪式暨端午节公益演出

为弘扬志愿精神，推进优质服务，共迎端午佳节，医院携手东航客舱服务部乘务五部凌燕团队，成功举行“大爱东汇，情深航心”志愿服务共建签约仪式暨端午节公益演出。

在演出中，志愿者们表演了热力四射的舞蹈、声情并茂的朗诵、振奋人心的演讲、饱含深情的独唱、优美动听的独奏、娴熟感人的手语合唱……平日里坚守在工作岗位上奉献爱心的东航客舱服务部乘务五部凌燕团队与医院的志愿者们在舞台上展示了他们多才多艺的一面，为医院的医护人员、患者带来了一场别开生面的艺术大餐。在表演结束后，志愿者们还与台下观众亲切互动，一起制作驱蚊香包，祝福大家端午安康。通过志愿者的表演与台上台下的亲切互动，打破了患者对医院的刻板印象，营造了和谐、友爱的友好就医氛围，构建了患者友好型、医患互助型就医环境，推动了医院的文化建设，向构建和谐医患关系再进一步。

会上还举行了院方与东方航空公司的签约仪式。东方航空公司有践行企业社会责任的使命与担当，东航客舱服务部乘务五部凌燕团队是东方航空公司参与公益服务的先进团队。此次签约仪式确定了双方的合作关系，为医院引入了东方航空公司优质的资源与服务，也为东方航空公司提供了拓展公益服务、践行社会责任的平台，双方互利互惠，合作共赢。

(2) “凌燕爱心日”病房探访总动员

按约定时间，东航客舱部乘务五部凌燕团队的志愿者们来到老年科病房，走近长者的床边，为近百位长者送上祝福与礼物。真挚的互动、贴心的关照、亲切的抚摸，使得安静的病房顿时充满了浓浓的欢快温情。探访结束后，

志愿者组织长者们一起做手工，编织中国结。长者们在志愿者的陪伴下度过了一个美好的午后，他们的笑脸和志愿者的笑脸成为当天医院里最动人的风景。

活动过程中，大家从长者脸上洋溢的笑容和那紧握的双手中读懂了对志愿者们深深的感激之情，同时也给予了他们美好的期待。爱心活动在大家的依依不舍中结束，温馨气氛不仅感染着在场的每一个人，更深刻诠释了航空人服务的理念宗旨，展现了志愿者无私奉献的精神。

老年科患者多因慢性老年疾病收治入院，需要长期护理，因此住院周期较长，被爱与陪伴的需要较为明显，容易产生孤独、抑郁等负向情绪。本次凌燕爱心日病房探访总动员活动以老年科患者的陪伴需求为切入点，整合东方航空公司的优质志愿服务资源，为老年科患者带来爱与陪伴，健全了老年患者的社会支持网络，催生了和谐、向上的科室文化，为老年患者的康复治疗提供了文化与心理支撑。

(3) 传承中医传统文化，空乘敷贴冬日送暖

为大力弘扬志愿精神，传承中医药传统文化，树立志愿奉献精神，东航客舱部的志愿者来到医院，开展公益志愿服务，为患者进行冬季敷贴公益志愿服务。在志愿服务前，针灸科主任为青年志愿者们带来了一堂生动的中医宣讲与教育课，随后青年志愿者们以熟练的手法将一张张膏药拨开、撕下、黏敷，原本肃穆压抑的病房，因为有了青年志愿者们的点缀而生机勃勃，欢声笑语一片。在青年志愿者们的大力支持下，敷贴活动有序进行。

志愿敷贴服务以中医药传统方法为载体，为有需要的患者提供膏药敷贴，东航志愿者们也学习到了传统中医药文化知识，亲身体验敷贴过程，为传承和弘扬中医药传统文化做出了贡献。除此之外，志愿者的公益服务也减轻了医护人员的工作压力，传扬了奉献、友爱、互助、进步的志愿者精神，推动了和谐医患关系的建立。

(九) 项目评估

"沪剧、东航进病房"项目实施的初衷是改善患者住院环境，提升患者康复信心，增强患者自助能力。通过项目运作，为病房患者带来了精妙绝伦的沪剧盛宴和来自东航的人情关爱，患者积极参与到项目的各项活动中来，使患者在享受服务的同时参与服务，激发了患者的潜能，增强了患者助人自助

的能力和康复疾病的信心，真正做到了“增权赋能”，让患者在今后长期生活中持续受益。

来自东航的志愿者们进入病房，为住院患者们带来了社会的关怀与爱，使病房里的患者们备感温暖。除此之外，东航志愿者们还定期来到中医科接受专业培训和中医知识教育，到病房为有需要的患者开展膏药敷贴服务，减轻了医护人员的工作压力，也向社会传扬出中医药文化的价值，凸显传统文化的当代之光。

项目的运行为医院引入了诸多优质社会资源参与医院建设，提升了医院的文化建设水平和志愿服务水平。多元主体共同构筑健康服务合作体系，契合“大健康”发展趋势，为健康中国建设锦上添花。

四、专业反思

（一）用专业促使个体融入系统并产生积极作用

从系统理论中我们可以看到，不管是我们所处的宏观的社会大环境系统，还是我们每天互动的朋辈群体的中观系统，或是我们时时刻刻进行自我探索和自我交流的个体的微观系统，都是对个体产生影响的因素。这些因素有些我们身处其中但仅凭一己之力无法改变，有些通过激发潜能或能努力使之发生我们渴望的变化。譬如，当我们每天挤着公交上下班的时候，总会心生抱怨，但是抱怨过后发现，这样的环境系统我们无法改变，甚至很多时候举一城之力、一国之力也不能马上改变。但是如果我们从另外一个方面去思考，在自己努力工作后，有能力购买小汽车等代步工具后，可能情况就会大为改观。又譬如，我们刚去健身房的时候，可能无力操控那些沉重的器械，对于很多动作和专业要求都望而却步。但是，在自己的坚持和教练的指导下，当我们的自身能力得到提升后，就有可能去完成那些之前无法完成的动作了。在系统理论中，这指的就是个体的适应力。理解了上述现象，我们就比较容易明白，当个体身处大大小小的系统中，总是希望自身所处的这个系统能对自己更有利，但是个体在日常生活中，总是会遇到对自己不那么有利的系统或环境，每当此时，想办法去改变这些系统就是人们下意识会出现的第一反应。

在医院内，医务社会工作者要协助患者去适应医院的环境，适应就诊的过程。尤其是在住院过程中，因需相对一段时期待在病房，其实对于大多数出入院患者来说，这些环境和过程作为不同的系统，大体上来讲对其都不是友好的或是有利的。有些系统是可以通过我们的努力稍加改变的，从而提高患者的良好感受度。在本案例中，链接沪剧资源和东航的标志性高质量服务资源进入病房，用不同形式的有异于令人生畏的医疗护理过程，对原本单调、无聊、陌生、紧张的生态系统进行重新赋义，使其变得友好、有爱，可以大大改善患者住院期间的感受度。

然而，总有一些系统是我们无法去改变的，譬如，疾病的发生和变化过程、治疗的过程等，这时，改变个体的适应力就显得尤为重要了。此案例中，通过沪剧队友与患者的互动，使患者成为沪剧演绎的主角；通过东航员工与患者的互动，提升患者自我认同来提升其自信心等，都可以增强患者的自我效能感，从而提升其对系统环境的适应力，强化其应对和依靠自己的力量去解决问题的能力。

医务社会工作范畴内从来不缺乏此类的服务，譬如通过病房探访来丰富患者住院期间的接触对象，以此增加住院环境这一系统的亲和力；通过生命回顾等方法对老年住院患者进行个体干预，以此帮助其重新进行自我探索和促进自我认同，强化其自我效能感等，都是非常有意义的实践方法。

（二）多维度服务达成身心和谐健康

从大健康理论我们得知，一个人的健康并不是简单地指身体（生理）的健康，而是指一个人身体（生理层面）、内心情绪（生理层面）、社会功能（社会层面）、认知思维（认知层面）的共同健康。现实生活中，很多案例告诉我们仅有身体的健康是远远不够的。有些患者得了重病，并发严重的心理问题，经过一段时间的治疗后，生理症状得到医治，病痛得到缓解，然而心理层面因前期并发的困扰却并没有被排除或得到干预，以至于落下心理障碍；更有甚者，曾经有一位年轻的小腿骨折患者，在经过住院手术治疗后终于能下床行走，但患者却选择了从病房的窗口纵身一跃，结束了自己的生命。当然，这一案例只是个案，但案例告诉我们一个浅显的道理，在传统的生物医学模式下，只注重患者的生理健康是远远不够的。

从我国的传统医学中医的角度看，更注重一个人的阴阳和谐与内外兼修。这里讲的阴阳和内外指的就是一个人的身心共融的全方位的健康。在中医的范畴内，“天人合一”的健康观、“正气为本”的健康观、“阴阳自和”的健康观和“预防养生”的健康观等，无一不在强调由内而外、由表及里的统一的健康。

长期以来，我们的医疗模式受到生物医学模式的深刻影响，还停留在只注重躯体治疗的阶段，往往忽视了个体的内心和社会层面的健康，这是亟待改善的状况。医务社会工作者作为本土现代人性化医疗服务模式的推动者和实践者，必须在这方面有所作为。在日常工作中，怎样预防患者因为住院期间的负面情绪而引发的心理问题，预防创伤性治疗或检查带来的心理困扰，预防漫长单调的住院生活带来的二次心理伤害，预防疾病造成的社会功能退化都是我们应该思考的焦点。此案例中，运用一定的社会资源，缓解患者住院期间的无聊、寂寞、无助、恐惧等情绪，缓解其巨大的心理压力，无疑是促进其身心社灵全面和谐健康的途径。

在我国本土医务社会工作实践活动中，还可以看到此类活动的不同形式，如病房内的流动图书馆，节假日的病房才艺表演，病区内的减压角或休闲区等，都是缓解患者心理、情绪压力，改善患者社会功能的有效手段，最大程度地促进患者实现真正意义上的全面健康。

参考文献

[1] 王思斌.社会工作概论.[M].高等教育出版社.2013

[2] 王思斌.社会工作导论.[M].高等教育出版社.2010

[3] 高鉴国.社区工作.[M].山东人民出版社.2011

[4] 李沂靖.社区工作[M].中国社会出版社.2010

[5] 艾伦·迪肯.福利视角——思潮意识形态及政策争论[M].周薇等译.上海人民出版社.2017

[6] 罗伯特·施耐德,洛丽·莱斯特.社会工作倡导:一个新的行动框架[M].韩晓燕,柴定红等译.上海人民出版社.2011

[7] 许莉娅.个案工作.[M].高等教育出版社.2013

[8] 侯玲.论社区工作三大模式在我国的适应性[J].社会工作,2009(3)

[9] 徐红梅,王华,张同建.斯金纳强化理论在隐性知识转化中的激励价值阐释[J].情报理论与实践,2015(5)

[10] 林闽钢.积极社会政策与中国发展的选择[J].社会政策研究,2016(1)

[11] 尧丽,杨海帆,吴美霖等.正强化和负强化:概念、争议与神经机制[J].心理科学,2017(5)

[12] 马晓燕.一部从风险社会视角透视社会主义和谐社会构建的力作——评《风险社会理论与我国社会主义和谐社会构建研究》[J].经济研究导刊,2019(05)

[13] 龚国学,钟发远.构建社会主义和谐社会理论的发展过程[J].学理论,2015(31)

[14] 张文龙,高恩泽.社会建构主义理论视域下医学生职业精神教育思考[J].卫生职业教育,2018(21)

[15] 张亚.社会建构理论视角下新生代农民工的身份认同[J].开封教育学院学报,2017(02)

[16] 李艳霞.浅析哈贝马斯的沟通行动理论[J].黑河学院学报,2018(04)

[17] 祝雄林.哈贝马斯的沟通行动理论研究[J].传承,2012(12)

[18] 刘俊青,付永虎,宗婷,殷悦.班杜拉社会学习理论视角下大学生学习

动力缺失因素及提升路径研究[J]. 江苏科技信息,2019(28)
[19] 谢芳,何明远,黄大炜,曾练平. 青少年不道德行为的成因与防治对策——基于社会学习理论的分析[J]. 科教文汇(上旬刊),2018(11)
[20] 周小昱文,余建华. 仪式治疗的国外研究述评[J]. 医学与哲学,2019(08)
[21] 刘宏涛. 仪式治疗新解:海南美孚黎的疾病观念和仪式治疗的文化逻辑[J]. 民族研究,2013(01)
[22] 徐淑雨. 行为主义的兴起与转变[J]. 青年与社会,2018(31)
[23] 王黎楠,马高才. 认知心理学:困境及其变革[J]. 山西高等学校社会科学学报,2017,29(02)
[24] 樊秋. 基于产业生态圈的大健康业态创新研究——以贵州为例[J]. 贵州大学学报(社会科学版),2019,37(06)
[25] 刘楠. 大健康人文下医科类高校健康教育理论与实践[J]. 中国继续医学教育,2020,12(01)
[26] 申曙光. “健康中国建设的理论与实践”专题导语[J]. 中山大学学报(社会科学版),2020,60(01)
[27] 魏暖暖. 个案工作介入脑卒中后遗症老人负性情绪问题的实务探索[D]. 山东大学,2020
[28] 廖浣辰,李成友. 社会工作介入术后唇腭裂儿童社会支持网络构建研究——以倾音“Voice Changer”项目为例[J]. 社会与公益,2020(06)
[29] 朱薇. 生态系统理论视域下女生校园欺凌现象的检视及治理[J]. 教师教育论坛,2020,33(06)
[30] 刘楠. 大健康人文下医科类高校健康教育理论与实践[J]. 中国继续医学教育,2020,12(01)

后 记

曾几何时，医院对于患者来说只是医治肉体病痛的地方。传统的生物医学模式只注重患者躯体治疗，往往给患者带来偏负面的体验，也催生出民众对于我国医疗服务模式改革的需求。这一切都随着医疗机构中一个部门的诞生而发生了变化，这就是社工部。它的出现，使医院的服务延伸至患者的心理情绪疏导、家庭支持重建、社会支持强化、医患互动调适和社会功能恢复。从此，医院不再是单纯的治疗机构，而是既可医病，也能倾述，更能取暖的地方。

自 2000 年从上海浦东起步至今的二十年间，中国的医务社会工作学科以前所未有之势实现着从落地生根到百花齐放的快速成长，一大批具有专业能力和开拓精神的实践机构脱颖而出，成为带领本土医务社会工作发展前进的排头兵，上海市徐汇区中心医院/复旦大学附属中山医院徐汇医院就是其中之一。十余年间，我院社工部从无到有，成为上海医疗机构中最早的一级独立部门；从微小羸弱到根深叶茂，专业队伍和志愿者队伍茁壮成长；从技术贫乏到应有尽有，专业工作全面开花；从默默无闻到名声远播，占尽行业发展先机。

努力实践的同时，我们也在思考一个现实问题：怎样使医务社会工作的实务工作更接地气，更符合中国的国情。医务社会工作这一源于西方的医疗服务形式，全盘照搬未必能很好地解决中国本土民众的健康照护需求，因此，这些年来我院社工部始终致力于探索符合我国当前医疗机构特点的服务途径，“主题项目”这样一种形式正是在这样的背景下成为我院社工部日常工作的重要部分。诚然，大家对于“主题项目”这一形式可能并不陌生，但相关学术观点未必成型。在这样的情况下，我们鼓励我院社工部大胆尝试，在条件并不十分成熟的情况下，做一些抛砖引玉的探索，希望能启发业界同道，为丰富我国医务社会工作的实践方法而出力。

近年来，医院党政对于社工部的发展给予了大力支持，也为社工部的专业发展创造了很大空间；社会各界更是对于我院社工部的成长给予了莫大的关爱和帮助，使我院社工部能内外借力，坚持临床实务与科研教学齐头并进，取得了一些成绩。对此，我们向长期给予我院社工部大力支持的各级领导和业内同道表示衷心感谢。同时，也希望我院社工部能放眼未来、再接再厉，瞄准国际专业发展方向，引领本土实务发展潮流，为构筑我国新时期医疗服务体系、建立符合本土医务社会工作实务模式、提升医院人文服务品质继续作出新的贡献。

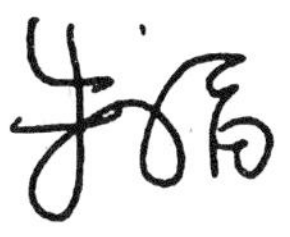

上海市徐汇区中心医院/复旦大学附属中山医院徐汇医院执行院长
2020 年 10 月

图书在版编目(CIP)数据

医务社会工作视角下的主题项目经典案例 / 张一奇主编. —上海：文汇出版社，2020.11
ISBN 978-7-5496-3380-7

Ⅰ.①医… Ⅱ.①张… Ⅲ.①医疗卫生服务—社区服务—案例—中国 Ⅳ.①R199.2

中国版本图书馆 CIP 数据核字(2020)第 218437 号

医务社会工作视角下的主题项目经典案例

主　　编 / 张一奇

责任编辑 / 竺振榕
封面装帧 / 薛　冰

出版发行 / 文匯出版社
　　　　　上海市威海路 755 号
　　　　　(邮政编码 200041)
经　　销 / 全国新华书店
排　　版 / 南京展望文化发展有限公司
印刷装订 / 上海新文印刷厂有限公司
版　　次 / 2020 年 11 月第 1 版
印　　次 / 2020 年 11 月第 1 次印刷
开　　本 / 787×1092　1/16
字　　数 / 233 千字
印　　张 / 14.5

ISBN 978-7-5496-3380-7
定　　价 / 58.00 元